AF319831

DE

L'ASCITE SYMPTOMATIQUE

DES

TUMEURS OVARIQUES

PAR

Le Docteur Charles GUNDELACH

PARIS

G. STEINHEIL, ÉDITEUR

2, RUE CASIMIR-DELAVIGNE, 2

DE

L'ASCITE SYMPTOMATIQUE

DES

TUMEURS OVARIQUES

IMPRIMERIE LEMALE ET Cie, HAVRE

DE

L'ASCITE SYMPTOMATIQUE

DES

TUMEURS OVARIQUES

PAR

Le Docteur Charles GUNDELACH

PARIS

G. STEINHEIL, ÉDITEUR

2, RUE CASIMIR-DELAVIGNE, 2

DE

L'ASCITE SYMPTOMATIQUE DES TUMEURS OVARIQUES

INTRODUCTION

L'ascite, qui survient au cours de l'évolution de tumeurs ovariques, bien que assez fréquemment observée, n'a pas jusqu'ici fait l'objet en France d'un travail d'ensemble. Dans les articles *Ascite* des traités de pathologie ou des dictionnaires, sa description est confondue avec celle de l'ascite qui complique les diverses autres tumeurs de l'abdomen.

Cette ascite, déterminée par la présence de tumeurs ovariques, a cependant été l'objet de recherches dans ces dernières années, tant en France qu'en Allemagne. Pour ne rappeler ici que les travaux français, nous signalerons le travail de M. Quénu et le rapport dont il a été l'objet de la part de M. Terrier, la discussion de la Société de chirurgie qui a suivi ce rapport et une leçon clinique de M. Terrillon.

Grâce à l'obligeance de notre ancien interne et ami M. Hartmann, aujourd'hui prosecteur à la Faculté, nous kyste ovarique, on trouve à l'examen anatomo-patholo-gique quelques particularités intéressantes à mentionner et qui font que ce kyste diffère à plusieurs égards des kystes ovariques ordinaires.

Les kystes ovariques se présentent généralement comme une tumeur arrondie, bosselée, lisse à sa péri-phérie. Sur une coupe on trouve généralement une ou plusieurs poches d'assez grandes dimensions, entourées généralement d'une sorte de gâteau de petits kystes qui font saillie à l'extérieur ou dans la cavité des poches prin-cipales et donnent à la coupe une apparence plus ou moins aréolaire.

Histologiquement, on trouve une paroi fibreuse formée d'une couche externe, dense, pauvre en éléments cellu-laires et d'une couche interne riche en cellules et en vaisseaux. MM. Malassez et de Sinéty (1) dans leur important travail décrivent entre ses deux couches une troisième couche plus spécialement vasculaire. La face externe du kyste est tapissée d'une couche d'épithélium cubique partout continue, sa face interne d'un épithélium cylindrique revêtant par places les caractères d'un épi-thélium métatypique. Cet épithélium interne peut donner lieu à des productions tubulaires ou à des prolongements papillaires. La présence des bourgeons creux épithéliaux, émanés du revêtement épithélial d'un kyste, caractérise les kystes proliférants glandulaires, par opposition aux kystes végétants papillaires (Waldeyer). La production des papilles peut être tellement abondante qu'elles ar-

(1) Arch. de physiologie.

rivent à remplir complétement le kyste et à simuler une tumeur solide (Coblentz) (1).

Ces kystes papillaires ont, en général, une évolution plus rapide que les kystes glandulaires, les végétations contiennent un appareil vasculaire complet et indépendant. Ce sont alors de véritables papillomes. Les couches les plus superficielles du tissu conjonctif qui les constitue ont une tendance à devenir fibreuses et à fournir une solide base d'implantation aux cellules épithéliales qui leur forment un revêtement continu. Lorsque les végétations papillaires siègent dans une cavité kystique, ce qui est l'ordinaire, elles sont tapissées par l'épithélium de cette cavité qu'elles ont soulevé en se se développant. Si les végétations siègent à la face externe de la tumeur, elles sont en général recouvertes par l'épithélium cubique qui forme d'ordinaire le revêtement externe des kystes ovariques. Mais, par suite du développement exagéré de végétations dans un des kystes superficiels de la tumeur, la paroi du kyste distendu peut se rompre; les végétations peuvent dans ce cas paraître à première vue extra-kystiques, ou même le devenir réellement par suite du retournement complet de la poche kystique. La face interne de celle-ci devient ainsi externe et l'épithélium qu'on trouve alors sur elle et sur les végétations qui la tapissent est l'épithélium cylindrique caliciforme, vibratile ou polymorphe que l'on trouve d'ordinaire à la face interne des kystes.

(1) *Les formes d'adéno-kystes papillaires et leur traitement*, in Zeitschrift f. geb. und gynaek., t. VIII, p. 20.

Les végétations intra-kystiques exubérantes peuvent, souvent après usure et perforation de plusieurs parois kystiques, se faire jour dans la cavité péritonéale. Tous ces faits ont été fort bien décrits par M. Poupinel et c'est à ses travaux que nous avons emprunté la plus grande partie de cette description (1).

C'est dans les kystes papillaires à végétation externe qu'on observe le plus ordinairement l'ascite. Le fait a été bien établi en France par MM. Terrier, Quénu, Duplay, J. Lucas-Championnière (2), et en Allemagne par Coblenz (3), Olshausen (4), Cohn (5), etc.

L'ascite existe dans ces kystes à végétations externes, alors même que les végétations sont limitées à la surface du kyste ; elle existe, à fortiori, dans les cas où la production papillomateuse, s'est semée dans le péritoine, les cellules épithéliales se greffant en quelque sorte en divers points de la séreuse.

L'ascite pourrait toutefois se montrer lors de kyste ovarique sans végétations externes pour M. Terrillon, lors de kyste à paroi très épaisses, pour M. le professeur Duplay.

Ce sont là des exceptions et en règle générale, nous croyons pouvoir admettre que l'ascite, accompagnant les kystes ovariques est liée à l'existence de végétations à la face externe de ces kystes.

(1) *Kystes mucoïdes de l'ovaire*, in *Revue de chir.*, juin 1886, t. VI, p. 458 et suiv.
(2) *Soc. chir.*, Paris, 4 novembre 1885.
(3) *Loc. cit.*
(4) In *Handb der Frauenkrankheiten* de Billroth., t. VI, p. 159.
(5) *Zeitschr. f. geb.*, 1882.

Lors de *tumeur solide* de l'ovaire, l'ascite est beaucoup
plus fréquente. Ziembicki (1), dans sa thèse, a réuni 36 cas
de tumeurs solides de l'ovaire et n'a vu l'ascite manquer
que 4 fois. Le volume de la tumeur non plus que sa
nature ne paraissent pas avoir grande importance pour
la genèse de l'ascite. Celle-ci se montre dans les fibromes
ou les fibromyomes de l'ovaire (Spiegelberg, Martin,
Spencer Wells, J. Veit, Nicaise, Hartmann) comme
dans les tumeurs malignes. Elle existe lors de petite
tumeur comme dans les cas de gros choux-fleurs. Gusserow (2) rapporte un fait de dégénérescence papillomateuse des deux ovaires, dans lequel il y avait une collec-
tion de liquide énorme, bien que les dimensions des deux
glandes fussent tellement minimes qu'on n'avait pu sentir rien d'anormal au moment de la paracentèse exploratrice.

Nous devons dire toutefois que, pour Gerhard
Leopold (3), l'ascite fréquente dans les cysto-carcinomes
et les carcinomes, serait rare dans les fibromes et les
sarcomes. Olshausen admet de même que l'ascite est
exceptionnelle dans les fibromes de l'ovaire, qui le plus
souvent passent inaperçus, et qu'elle est inconstante
dans les sarcomes (4).

Avant d'en finir avec l'anatomie pathologique des

(1) *Essai clinique sur les tumeurs solides de l'ovaire.* Th. Paris,
1875.

(2) *Virchow's Arch.*, 1868.

(3) *Les tumeurs solides des ovaires*, in *Arch. f. gyn.*, 1876,
t. I, p. 62, 266, 273.

(4) *Handb. der Frauenkrankh.* de Billroth, t. IV, p. 159.

lésions qu'on observe du côté du petit bassin comme cause d'ascite, nous mentionnerons encore une catégorie de tumeurs qui presque constamment s'accompagnent d'ascite. C'est une sorte de *cancer végétant du petit bassin.*

Lorsqu'on fait l'autopsie de ces malades, on trouve tout le petit bassin rempli de tumeurs végétantes qui tapissent le péritoine pelvien. L'utérus, les ovaires, le cul-de-sac recto-utérin, tout est tapissé par des tumeurs multiples, qui quelquefois se rejoignent et couvrent le bassin. Ces variétés de cancer, quelquefois décrites à part, nous semblent dues à des greffes parties de tumeurs ovariques et, comme telles, nous ont semblé mériter d'être rappelées ici.

CARACTÈRES DU LIQUIDE

L'ascite, chez les malades porteuses d'une tumeur ovarique revêt ordinairement quelques caractères spéciaux, qui la distinguent des autres variétés de liquide ascitique.

Le liquide de l'ascite ordinaire est citrin ; son étude, déjà faite autrefois par Robin (1), a été reprise et complétée par Méhu (2), dans un travail qu'il a publié en 1877. Hoffmann de Dorpat a aussi traité cette question en 1879 (3).

(1) *Traité des humeurs normales et pathologiques.* Paris, 1872.
(2) *Étude sur les liquides pathologiques de la cavité périton.,* in Arch. gén. de méd., 9 nov. 1877, t. II, p. 513.
(3) *Sur le contenu d'albumine des liquides ascitiques,* in *Arch. f. path. Anat. und Phys.,* 1879, t. LXXVIII, p. 250.

Les liquides ascitiques contiennent les éléments du sérum du sang, la proportion des matières albuminoïdes y varie seule et dans des limites assez étendues, sans que jamais cependant elle dépasse celle qu'aurait donné un poids égal de sérum sanguin. Ces liquides sont légèrement alcalins au papier de tournesol. Rendus légèrement acides par le mélange de quelques gouttes d'acide acétique, ils sont complètement coagulables par la chaleur. Ils se comportent vis-à-vis du bichlorure de mercure, de l'acide azotique, du tannin, de l'acide acétique, comme les autres liquides séreux chargés de sérine, de fibrine dissoute et de sels minéraux (Méhu).

Leur teinte est jaune plus ou moins marqué. Ils sont très fluides. Presque tous déposent de la fibrine en quantité fort petite pendant les vingt-quatre heures qui suivent leur extraction et souvent bien au delà de ce temps.

La composition varie un peu suivant la cause de l'ascite.

De l'étude de 15 cas d'ascite survenue au cours d'affections cardiaques, M. Méhu conclut que la quantité et la richesse du liquide en matières fixes diminuent si sa production devient plus rapide. Elle varie de 5 gr. 68 pour 1,000 à 58 gr. 20, chiffre élevé, qui n'a été atteint que dans un seul cas et qui, ainsi que nous allons le voir est inférieur à celui qu'on trouve dans les liquides ascitiques symptomatiques de tumeurs ovariques.

Dans l'ascite qui survient au cours de la cirrhose on observe de grandes variations dans la proportion des matériaux fixes, ainsi qu'on peut s'en assurer en parcourant un tableau de 38 analyses, faites par M. Méhu. Rarement toutefois ce chiffre est élevé et le plus souvent c'est aux environs de 25 grammes qu'il oscille.

Au contraire, dans l'ascite symptomatique d'une tumeur ovarique la proportion des matériaux fixes est généralement élevée. Nous relevons, dans les tableaux de M. Méhu, les chiffres suivants : 59 gr. 5 ; 68,5 ; 60,1 ; 68,8 ; 71 ; 66,7 ; 71,8 ; 63,59 ; 69,71 ; 62,8 ; 63,3, etc. Ces liquides, épanchés sous l'influence d'une tumeur ovarique, ont quelquefois une consistance assez visqueuse pour donner un fil de 10 à 12 centimètres de longueur, à l'extrémité d'une baguette de verre. M. Méhu attribue cette viscosité à la dissolution lente des leucocytes existant dans le liquide fortement alcalin. Nous croyons qu'on peut en partie attribuer cet état visqueux au mélange avec le liquide ascitique d'une quantité plus ou moins grande de liquide poisseux, sécrété par la surface même de la tumeur souvent pourvue de végétations externes, ainsi que nous l'avons vu plus haut en traitant de l'anatomie pathologique des tumeurs ovariques qui s'accompagnent d'ascite.

Les examens de liquide, que nous apportons dans nos observations inédites, sont confirmatifs des données générales qui ressortent de la lecture du mémoire de M. Méhu.

Dans l'observation XXIII, prise dans le service de M. Terrillon par son interne M. Valat, nous voyons que le liquide du kyste contient 45 grammes d'extrait sec par litre et le liquide ascitique 47 grammes d'extrait sec par litre dans l'observation I, prise aussi dans le service de M. Terrillon par M. Valat, nous voyons le liquide péritonéal, qui accompagnait un sarcome de l'ovaire, présenter les caractères suivants :

Le liquide avait une couleur brun sale très trouble, donnant par le repos un dépôt jaunâtre. Il filtre difficilement. Filtré, il est rouge brun, filant, épais.

Sa densité est 1032.

A la lumière solaire on aperçoit nageant dans le liquide des paillettes brillantes de cholestérine.

L'analyse chimique a donné les résultats suivants :

> Extrait sec, 89 gr. pour 1000.
> Sels fixes, 9 gr.
> Albumine totale, 79 gr.
> Hydropisine, 8,50.

La paralbumine existe en assez fortes proportions, mais n'a pu être dosée.

> Cholestérine, corps gras, 5 gr.
> Traces d'urée (1).

Dans notre observation XXI, le liquide avait une couleur jaune foncé, pâlissant par le repos et laissant déposer un coagulum fibrineux, tremblotant. Ce liquide moussait facilement, n'était pas visqueux et présentait une réaction alcaline. Sa densité était de 1015. L'acide azotique y déterminait un très abondant précipité d'albumine.

(1) Nous devons cette analyse à l'obligeance de M. Génevrier, interne en pharmacie du service.

La présence du sang est très fréquemment notée dans les observations. Celui-ci peut apparaître dès la première ponction ou au contraire, ne se montrer qu'après un temps plus ou moins long, une série de ponctions. Nous avons déjà eu l'occasion de citer un cas des plus curieux de Cessy où l'ascite était sanguinolente d'une façon intermittente (1).

M. Terrillon (2), après avoir fait remarquer que ce liquide est, d'ordinaire, un peu filant, jamais franchement transparent, toujours légèrement trouble, ce qui le fait ressembler au petit lait, dit qu'il dégage dans la plupart des cas, une odeur assez forte de fromage en décomposition. Cette odeur qui lui permit de prévoir l'existence d'une péritonite chronique chez une petite malade at·teinte d'un papillome végétant de l'ovaire, n'a été signalée à notre connaissance, par aucun autre chirurgien et nous ne la trouvons notée dans aucune de nos observations.

L'examen histologique du liquide a aussi son importance.

Notre excellent maître, M. Quénu, dans son intéressante communication (3), M. Terrillon, dans une de ses cliniques, y insistent. Foulis (d'Edimbourg), a trouvé dans le liquide des masses épithéliales dont les cellules ressemblaient à celles qui revêtent les jeunes kystes de l'ovaire.

On trouve fréquemment dans ce liquide des globules

(1) Voir plus haut.
(2) In *Sem. médic.*, 1885, p. 336.
(3) *Loc. cit.*, p. 274.

sanguins qui lui donnent une teinte foncée, tellement nette quelquefois qu'on peut, au simple examen à l'œil nu, en prévoir l'existence.

Le liquide contient aussi de gros globules blancs pleins de granulations très réfringentes ; les éléments anatomiques les plus intéressants qu'on y rencontre, sont des cellules irrégulières, possédant, autour d'un noyau central, des granulations nombreuses. La présence de ces cellules est le plus souvent un signe de tumeur maligne (Terrillon).

Ces particularités se retrouvent notées dans toutes nos observations où l'examen histologique a été pratiqué.

Dans l'observation I, l'analyse histologique faite par M. Génevrier, a montré de nombreux cristaux de cholestérine, des leucocytes en nombre considérable et des cellules épithéliales remplies de granulations graisseuses.

Dans le kyste végétant en grappe, opéré par M. Terrier, et dont nous rapportons l'observation, le liquide ascitique que nous avons examiné sous la direction de M. Gilbert, contenait en suspension :

1° Quelques flocons fibrineux ;

2° Des cellules, pour la plupart isolées, globuleuses ou irrégulières et quelques débris cellulaires.

De même, dans l'observation XXIII, le liquide contenait des globules sanguins, quelques rares leucocytes, quelques amas granuleux et des gouttelettes graisseuses.

En somme, l'analyse chimique peut donner d'utiles renseignements en montrant que la proportion des matériaux

solides est plus considérable que dans les ascites hydropiques. De plus, dans onts les cas, l'examen histologique
du liquide doit être fait ; car de la constatation des éléments anatomiques qu'il renferme, découle quelquefois
le diagnostic de la tumeur qui a engendré l'ascite.

CHAPITRE II

Lorsqu'on étudie les causes pathogéniques de l'ascite dans les diverses affections où on la rencontre, on constate qu'elles sont variées. D'une façon générale, les causes de l'ascite se rangent sous trois chefs principaux :

1° Gêne de la circulation porte;

2° Inflammation péritonéale ;

3° Irritation simple de la séreuse.

Pour quelques auteurs il faudrait encore tenir compte d'altérations des radicules originelles de la veine porte qu'on pourrait rencontrer au cours de la cirrhose hépatique (Dieulafoy).

Quincke (1), dans un important travail sur l'ascite, voit dans la gêne de retour de la lymphe une cause de production de l'épanchement. Le liquide se produirait sous la dépendance de trois facteurs : état des vaisseaux

(1) *Sur les ascites*, in *Deulsche Archiv. fur. Klin. med.*, 1882, t. XXX, p. 569.

sanguins, des vaisseaux lymphatiques, de l'endothélium péritonéal.

Olshausen (1) pense que la tumeur stimule le péritoine, dans son voisinage, à une plus grande sécrétion, tandis que la capacité de résorption de cette membrane n'augmente pas dans les mêmes proportions.

Ziembicki, dans sa thèse, admet que la tumeur très mobile exciterait le péritoine à sécréter. On a aussi invoqué les mauvaises conditions circulatoires de la tumeur. Les grosses veines du pédicule subissent des soudures, des torsions résultant du poids de sa masse et de sa mobilité ; il s'ensuivrait une congestion passive de la tumeur capable d'aboutir à l'osmose d'une certaine quantité de sérosité à travers la couche mince qui recouvre le réseau vasculaire superficiel. L'absence de péritoine à la surface de l'ovaire a été incriminée par quelques auteurs, M. Terrier, qui insiste sur la concomitance de l'ascite et des végétations, pense que celles-ci agissent en irritant le péritoine.

Pour notre maître, M. Quénu (2), la relation qui existe entre les végétations extra-kystiques et la présence de liquide dans la cavité péritonéale, est aussi un fait d'observation courante et parfaitement établi ; Mais il ne donne pas de l'ascite, dans ces circonstances ; le même processus pathogénique que M. Terrier. Sur des coupes de végétations externes qu'il a faites, il a pu constater une structure identique à celle des végétations qu'on trouve

(1) *Loc. cit.*
(2) Tumeurs végétantes des deux ovaires. Corps fibreux de l'utérus, etc., in *Revue de Chir.*, avril 1886, t. VI, p. 265.

fréquemment à la surface interne des kystes ovariques. Même stroma embryonnaire et surtout même revêtement de cellules cylindriques et de cellules caliciformes. Des petits enfoncements, tapissés d'épithélium, compris entre deux végétations voisines, constituent ainsi de véritables petites glandes à mucus, dont le contenu, au lieu de s'épancher dans l'intérieur d'un kyste, ne peut qu'être versé dans la cavité péritonéale.

La substance colloïde, sécrétée par ces pseudo-glandes provoquerait des phénomènes d'osmose du côté du péritoine, de là un épanchement de liquide péritonéal s'accroissant sans cesse.

M. Terrier a encore accusé comme cause d'ascite dans les cas de kyste ovarique sans végétations extérieures, la dégénérescence d'une partie de la paroi de la tumeur qui, privée de vie, agirait comme un corps étranger sur la séreuse péritonéale.

Le fait existait dans une de nos observations. La malade, dont l'observation nous a été obligeamment communiquée par M. Valat, était entrée dans le service de M. Terrillon pour s'y faire opérer d'une tumeur abdominale. Le ventre, après avoir augmenté très lentement de volume pendant huit ans, avait pris en quelques mois un volume beaucoup plus considérable. La santé s'était altérée, la marche était devenue pénible et ces divers symptômes avaient décidé la malade à venir à l'hôpital.

Une ponction, faite le 26 février dernier, avait évacué une des loges kystiques; puis, le trocart retiré, du liquide (voir obs. I) ascitique, fortement teinté de sang, s'était écoulé à l'extérieur.

L'opération, faite par M. Peyrot, avec l'aide de MM. Terrillon, Schwartz et Valat, montra qu'il s'agissait simplement d'un kyste multiloculaire contenant une grande loge du volume d'une tête d'adulte et plusieurs petites ; une des loges avait des parois très épaisses, en dégénérescence graisseuse. Le liquide renfermait beaucoup de globules de graisse et de la cholestérine.

Quelle hypothèse adopter au milieu de toutes ces théories contradictoires ? Pour arriver à se démêler dans ce chaos d'opinions multiples, nous pensons que le mieux est de bien préciser dès le début ce qui est fait et ce qui est interprétation, ce qui est démontré et ce qui n'est que pure hypothèse.

Deux ordres de faits paraissent bien établis aujourd'hui. Les uns ont trait à la nature de la tumeur, cause de l'ascite, les autres à la composition même du liquide épanché.

L'ascite, rare dans les kystes ovariques ordinaires, à moins de dégénérescence de leur paroi, se montre souvent dans les tumeurs solides de l'ovaire, telles que les fibromes ou les sarcomes ; elle est presque constante dans les cas des kystes végétants à l'extérieur ou de tumeur maligne de l'ovaire.

Le liquide est souvent hémorrhagique et revêt parfois des caractères qui le font rapprocher des liquides d'origine inflammatoire. Il contient plus de résidus fixes que les liquides hydropiques et lorsqu'on l'abandonne dans un vase, il est rare qu'on n'y trouve pas le lendemain un léger coagulum de fibrine qui s'est séparée spontanément. M. Terrier a même observé dans un cas une ascite franchement inflammatoire, contenant des masses pseudo·membraneuses. Ce fait est exceptionnel.

En résumé, nous pouvons dire que le liquide, par quelques-uns de ses caractères, se rapproche des épanchements inflammatoires et que son existence paraît liée le plus souvent à l'existence de tumeurs végétantes de l'ovaire, kystes mucoïdes ordinaires ou tumeurs franchement papillomateuses de l'ovaire.

Voyons maintenant quelle hypothèse sera le plus en rapport avec ces faits ?

L'idée d'une tumeur mobile excitant par contact le péritoine à sécréter ne nous paraît pas mériter autre chose qu'une simple mention. Ne voit-on pas des tumeurs sous-péritonéales, franchement pédiculées, exister pendant de longues années sans provoquer d'épanchement abondant dans le péritoine. Tels certains kystes hydatiques pédiculés par exemple.

Une seconde hypothèse nous semble très discutable. C'est celle de M. Quénu. Nous ne voyons pas très bien cette matière, sécrétée par les pseudo-glandes que forment les végétations externes, provoquer par sa présence dans la cavité péritonéale des phénomènes d'osmose, cette matière fût-elle aussi réellement colloïde que le veut M. Quénu.

Nous croyons qu'il est difficile d'admettre qu'une matière déposée dans la cavité péritonéale jouisse par rapport au sang des propriétés osmotiques telles qu'elle soit la cause d'une transudation aussi abondante que celle qui a lieu dans les cas que nous étudions, où l'ascite se reproduit avec rapidité et est très abondante.

Nous savons de plus, c'est là un fait démontré depuis longtemps dans tous les livres de physiologie, que le sang, liquide fortement albumineux, n'est, à moins d'altérations spéciales, que peu dialysable en général. Enfin, pourquoi le liquide ascitique est-il si différent du liquide intra-kystique, s'il n'est autre chose que le résultat d'une sécrétion de glandes, semblables à celles de l'intérieur des loges, additionnée d'un peu de liquide, venu par transudation du sang. Pourquoi, en particulier, y avons-nous dans toutes les observations nouvelles que nous apportons, trouvé dans tous les cas, un dépôt fibrineux alors que le liquide des kystes ovariques n'en donne jamais.

Il y a là une foule de points un peu obscurs et qui font que la théorie si ingénieuse de M. Quénu, ne nous satisfait pas en tous points.

Quelle est donc le mode pathogénique que nous adoptons ? Nous pensons que l'existence de l'ascite est liée à un certain degré d'irritation péritonéale, nous serions presque tentés de dire, d'inflammation légère, déterminée par la présence de la tumeur dont le revêtement a perdu les caractères de l'épithélium cubique normal de la région. On trouve un épithélium cylindrique ou caliciforme (végétations, papillomes) ; un épithélium métatypique (cancer) ; pas d'épithélium du tout (dégénérescence de la plus grande partie de la paroi).

La tumeur est devenue, dans tous ces cas, un véritable corps étranger qui, par contact, irrite constamment la séreuse péritonéale. Il n'y a pas encore de lésions appréciables et si l'on fait la laparotomie on trouve un péritoine sain en apparence. Les lésions ne sont encore que purement irritatives. Un degré de plus et nous allons voir les lésions apparaître nettes et précises, la dissémination, la greffe du tissu morbide se faire dans les différents points de la cavité séreuse.

D'après la statistique de M. G. Poupinel (1), les tumeurs secondaires aux tumeurs ovariques se montreraient tout d'abord dans le péritoine (69 fois sur 103 cas) ; puis dans la plèvre (12 sur 103), l'utérus (11 sur 103), etc.

A ce fait de l'irritation du péritoine par le néoplasme ovarien ou par les greffes qu'il sème çà et là, nous pouvons peut-être ajouter encore une autre cause d'ascite, qui nous a semblée très plausible, en examinant la paroi d'un kyste végétant de l'ovaire. C'est le rôle que prennent les vaisseaux de la tumeur au point de vue de l'exsudation du liquide intra-péritonéal.

La pièce, provenant du service de M. Terrier, nous avait été obligeamment remise par son interne M. Péraire; des coupes faites avec l'aide de M. Gilbert, en trois points différents de la paroi kystique, nous ont montré que cette paroi était formée de dehors en dedans par 3 couches :

1° Une couche épithéliale ;
2° Une couche fibreuse ;
3° Une couche épithéliomateuse.

1° *Couche épithéliale.* — Cette couche est représentée par des cellules cubiques disposées sur un seul rang.

2° *Couche fibreuse.* — Cette couche est composée par

(1) *Rev. chir,* Juin 1886, t. VI, p. 471.

un tissu conjonctif adulte parsemé de cellules rondes ou fusiformes, elle renferme un certain nombre d'artérioles et des veinicules. Par places, on trouve des vaisseaux capillaires isolés ou juxtaposés, dilatés et remplis de globules sanguins ;

3° *Couche épithéliomateuse.* — Cette couche forme à elle seule la presque totalité de la paroi du kyste ; elle est constituée par un stroma conjonctif dans lequel sont disséminés des tubes épithéliomateux ; le stroma est plus ou moins épais selon les points que l'on considère, il est presque partout formé par un tissu conjonctif riche en cellules rondes et surtout en cellules fusiformes, les vaisseaux qu'il renferme sont peu nombreux, les tubes épithéliomateux apparaissent avec une grande variété de forme selon qu'ils sont sectionnés longitudinalement, obliquement ou en travers, selon qu'ils sont simples ou ramifiés ; quoi qu'il en soit, ils possèdent un épithélium cylindrique vivace, bien coloré par les réactifs et limitent des cavités ordinairement remplies de quelques éléments nécrobiosés.

Quelques végétations isolées arrondies et sessiles et quelques végétations agminées sous la forme de végétations en chou-fleur émanent de la paroi kystique et font saillie dans la cavité péritonéale.

Au point de vue histologique on peu distinguer ces végétations en deux catégories : les unes et ce sont les plus petites et les moins nombreuses sont essentiellement formées de cellules rondes ; ce sont des végétations inflammatoires ; les autres sont constituées sur le type du tissu qui forme la paroi interne du kyste, c'est-à-dire qu'elles sont composées d'un stroma conjonctif et de tubes épithéliomateux, ce sont des végétations néoplasiques. Au niveau des végétations la paroi fibreuse du kyste fait défaut; l'épithélium de revêtement fait également souvent défaut, vraisemblablement parce qu'il a été détaché pendant les diverses manœuvres auxquelles a donné lieu la préparation et l'examen des pièces.

De cet examen nous retiendrons un fait qui nous intéresse, c'est que les vaisseaux de la paroi sont volumineux, gorgés de sang, prêts à se rompre. Peut-être ont-ils leur part dans la pathogénie de l'ascite que nous étudions. Le fait est possible, il n'est pas démontré.

Dans tous les cas ce ne serait là, pour nous, qu'une cause accessoire, la cause fondamentale de l'épanchement résidant dans l'irritation de la séreuse par une tumeur dont le revêtement est anormal, soit par suite de la dégénérescence de ses éléments, ce qui est rare, soit, ce qui est l'ordinaire, par suite de la présence au sein de ce revêtement d'éléments anormaux, épithélium cylindrique ou métatypique, qui recouvre les végétations.

Ce qui nous prouve de la façon la plus évidente que la tumeur n'est pas seule en jeu dans la genèse du liquide, c'est que souvent ces tumeurs qu'on observe quelquefois à l'état isolé, donnent lieu fréquemment à des greffes multiples, à de la péritonite cancéreuse. C'est aussi un fait des plus intéressants que nous avons trouvé mentionné dans quelques auteurs allemands et nous en possédons un exemple dans nos observations. Bien qu'il n'y eut pas de péritonite appréciable, les phénomènes irritatifs du

péritoine avaient été portés à un degré tel, qu'après l'a-
blation de la tumeur, le liquide se reproduisit encore une
fois pour disparaître ensuite spontanément. L'état d'irritation du péritoine avait suffi pour entraîner la reproduction
du liquide, mais comme la cause de cette irritation, la tumeur, avait été enlevée, elle n'avait tardé à s'apaiser.
C'est ainsi, croyons-nous, qu'on doit expliquer ce cas
jusqu'ici unique à notre connaissance tout au moins.

CHAPITRE III

L'ascite, qui survient dans le cours d'une tumeur ovarique peut se montrer dans des conditions variées.

Dans quelques cas rares, il s'agit simplement de la *formation d'une petite quantité de liquide* chez une malade porteuse d'un *kyste ovarique multiloculaire ordinaire*; les symptômes ne présentent alors rien de bien spécial. On retrouve tous les symptômes habituels des kystes ovariques : le ventre est volumineux, proéminent, irrégulier, bosselé. Les bosselures sont toutefois dans ces cas rarement saillantes, le liquide, qui s'étale au devant d'elles, les effaçant en partie.

Le ventre peut retomber sur les cuisses, présenter des vergetures et des veines bleuâtres comme dans tous les cas de kyste ovarique.

Un symptôme un peu spécial peut exister, nous ne l'avons presque jamais observé, c'est un léger déplissement de l'ombilic, déplissement qui n'est jamais complet et ne va pas jusqu'à la production d'une pseudohernie ombilicale, le liquide n'étant pas dans ces cas assez abondant pour arriver à ce résultat.

L'inspection ne donne en somme que peu de symptômes spéciaux dans ces cas et l'on n'a, à tout prendre que
les signes ordinaires des kystes ovariques un peu atténués
dans ces cas.

La percussion et la palpation sont, au contraire beaucoup plus intéressantes dans leurs résultats.

La première en faisant constater de la matité à la partie postérieure des flancs, des zones de matité et de sonorité qui se déplacent par le changement dans le mode
de décubitus, est utile. Mais cela ne peut que rarement
se constater, car rarement la quantité de liquide est
suffisante, dans les cas que nous avons en vue, pour leur
donner naissance d'une façon évidente; dans ces faits où
une couche mince de liquide recouvre le kyste, où il
s'agit en somme non pas d'une ascite vraie, mais d'une
petite quantité de sérosité versée à l'intérieur de l'abdomen, c'est *la palpation* qui donne les signes caractéris-
tiques.

Lorsqu'on place une main sur l'abdomen et qu'avec
l'autre on percute légèrement et à distance un autre
point du ventre, on a une sensation de flot nette, plus
nette que celle que donne la fluctuation irrégulière qui
se transmet à travers les loges multiples des kystes ovariques.

De plus, lorsqu'on déprime brusquement la paroi abdominale, on a la sensation très nette qu'on déplace une
couche de liquide pour arriver au contact de la tumeur
ferme, immédiatement sous-jacente.

Ces cas sont bien des tumeurs ovariques accompagnées
de liquide dans la cavité péritonéale. Ils méritaient donc

de trouver leur place ici, et nous devions en dire quelques mots. Comme ils ne présentent pas un grand intérêt à notre point de vue, nous n'y reviendrons pas et nous nous contenterons du peu que nous venons d'en dire.

Du liquide intra-péritonéal peut encore survenir au cours de l'évolution d'un kyste ovarique multiloculaire dans des conditions spéciales, lors de la *rupture de ce kyste*. Mais, outre que la rupture d'un kyste ovarique est par elle-même une chose rare, le fait qu'elle s'accompagne d'un épanchement ascitique considérable n'est pas constant ; et dans les cas où la rupture était survenue et s'était accompagnée de production d'ascite, il s'agissait quelquefois de kystes ovariques végétants, présentant à la fois des végétations internes et externes. Tels les deux cas que rapporte Kn. Thornton (1). Dans le premier, il existait une ascite considérable, la ponction avait donné issue à 33 pintes de liquide citrin. Le kyste qui pesait 23 livres était recouvert de petites tumeurs papillomateuses pédiculées et la production du liquide pouvait être attribuée à la présence de ces tumeurs ; dans le second, l'ascite parut plus directement liée à la rupture du kyste. Celle-ci, produite pendant un effort de la malade fut suivie de la formation rapide d'un épanchement ascitique considérable. Mais dans ce cas, comme dans le premier, il existait des végétations externes sur le kyste et même sur le péritoine pelvien.

On a pu de même voir survenir de l'ascite *après une*

---

(1) *Rupture of cyst without peritoneal infection*, in *Med. Times and Gaz.*, 18.., t. I, p. 213.

ponction laissant suinter du liquide du kyste dans le péritoine. Ordinairement cet épanchement ascitique, qui ne présente rien de spécial dans ses caractères physiques, est intéressant par les symptômes fonctionnels et généraux qui l'accompagnent. Il y a de la douleur abdominale, de la fièvre, en un mot des phénomènes de réaction péritonéale accompagnés de symptômes de résorption septique. Cette année même, nous avons pu observer un exemple de ces faits dans le service de notre excellent maître, M. le professeur Guyon.

Beaucoup plus intéressante que ces ascites que nous venons de décrire, est celle qui, abondante, accompagne des tumeurs de petit volume. C'est alors non plus la tumeur ovarienne, mais l'ascite qui domine la symptomatologie; on a affaire à une ascite véritable, symptomatique, il est vrai, mais devant laquelle tout s'efface.

Avant d'en venir à la description de ces ascites qui forment la partie fondamentale de ce chapitre, nous dirons deux mots des *ascites moyennes* qui surviennent avec une *tumeur ovarique moyenne.*

Il existe en effet, dans ces cas, outre les symptômes habituels et classiques de l'ascite, un symptôme spécial, des plus importants, c'est le *ballottement.* Cette sensation de ballottement, absolument comparable au ballottement fœtal, comme lui produite par le déplacement d'un corps solide au sein d'une masse liquide est quelquefois perçue par la malade elle-même. On cite des cas de malades, ayant eu antérieurement des enfants et qui comparaient les sensations abdominales qu'elles éprouvaient à celles qu'elles avaient eues au cours d'une grossesse antérieure.

Ce ballottement est surtout intéressant en ce qu'il est facilement et nettement perçu par le chirurgien. Déprimant brusquement avec la main la paroi abdominale on arrive à frapper sur un corps dur qui fuit immédiatement sous la pression pour revenir l'instant d'après frapper la main qui l'a refoulé après avoir décrit une sorte d'oscillation à l'intérieur de la cavité abdominale. On a là une sensation comparable à celle que donnerait un glaçon flottant dans une vessie d'eau froide et revenant au bout d'un instant choquer la main qui l'a repoussé.

Les plus importantes de toutes les ascites que nous venons de décrire sont les ascites avec *production abondante de liquide* accompagnant une *tumeur ovarique moyenne ou petite*. Ce sont là de beaucoup les ascites les plus spéciales dans leur marche et leurs caractères, celles dont le diagnostic est quelquefois le plus entouré d'obscurité.

Le début de ces ascites ne présente rien de bien spécial ; mais, en général, le liquide arrive en peu de temps à être très abondant. Aussi l'ascite est-elle dans ces cas quelquefois douloureuse par suite de la pression qu'exerce le liquide sur les organes et les tissus environnants. Elle présente de plus parfois dans ses signes physiques des caractères spéciaux qui résultent peut-être de la rapidité avec laquelle se fait l'épanchement.

Le ventre, rapidement distendu, ne présente pas la forme étalée, en ventre de batracien qu'il offre dans les ascites à marche lente, habituelles aux cours des affections cardiaques ou de la cirrhose. Il fait saillie en avant. Si le volume de la tumeur est assez grand, il est asymétrique. Mais cette asymétrie n'est jamais bien marquée. L'ombilic est déplissé, quelquefois même il existe une véritable hernie ombilicale pleine d'un liquide transparent. La peau, sur laquelle on peut trouver des veines bleuâtres est lisse, tendue et quelquefois présente, surtout dans son segment inférieur des vergetures. Dans un certain nombre de cas, il existe de l'œdème de la paroi abdominale.

A la palpation, le ventre tendu n'offre, en général, nulle part d'induration spéciale ; il est fluctuant et la sensation de flot se propage dans tous les sens.

A la percussion la plus grande partie du ventre est mate, mais cette matité ne se termine pas par un contour régulièrement concave en haut, comme cela arrive d'ordinaire dans l'ascite, comme cela est dit et répété dans tous les classiques. Les parties mates s'arrêtent en haut à une ligne irrégulière, sinueuse, présentant des angles saillants et d'autres rentrants suivant le point considéré. Il n'existe pas toujours de la matité à la partie postérieure des flancs. Bien plus il est fréquent de les trouver absolument sonores. C'est, en effet, que dans ces ascites se produisant avec rapidité le liquide s'infiltre entre les anses intestinales, le mésentère qui n'a pas eu le temps de se modifier ne leur permet pas de se déplacer pour venir flotter dans les parties élevées, laissant le liquide s'accumuler dans les parties déclives. Ces anomalies dans la position du liquide, qui souvent vient se placer en avant du paquet intestinal, ne contribuent pas peu à obscurcir le diagnostic et à dérouter le médecin.

Dans ces cas, le *toucher vaginal* peut donner d'utiles

renseignements. Rarement il permettra de constater un effacement des culs-de-sac refoulés par le liquide épanché à l'intérieur de la cavité abdominale. Le doigt peut alors repousser le fond rempli de liquide, qui se déprime sous la pression. Plus souvent le doigt, introduit dans le vagin, permet de constater une déviation de l'utérus, une certaine fixité de cet organe, la présence d'une partie indurée sur ses parties latérales, un signe, en un mot, qui fait soupçonner l'existence d'une masse solide dans l'excavation pelvienne.

Celle-ci peut quelquefois être encore beaucoup plus nettement perçue par le *toucher rectal* qu'on ne devra jamais négliger et grâce auquel on a pu reconnaître l'existence de tumeurs intra-pelviennes qu'on n'avait pu atteindre par le toucher vaginal.

En même temps que ces symptômes du côté de l'abdomen, on en observe d'autres de second ordre, mais que nous ne pouvons passer sous silence.

L'*œdème des membres inférieurs* qui, simplement malléolaire au début, peut arriver à envahir la totalité des membres inférieurs et les déformer considérablement.

La *phlegmatià* se rencontre quelquefois, en particulier dans les cas où l'on a affaire à une ascite symptômatique d'un néoplasme malin de l'ovaire; les phénomènes de compression veineuse et les altérations dyscrasiques étant alors beaucoup plus marqués que dans les autres variétés de tumeurs ovariennes, des *douleurs suivant des trajets nerveux* ont été notées dans quelques observations ; le fait est rare mais il existe (Terrier).

Les *urines* sont généralement très peu abondantes,

chargées de sels ; elles ne présentent rien de spécial à noter.

La *dyspnée*, en particulier, lorsque le malade est dans le décubitus, est assez marquée. Elle est due au refoulement du diaphragme par le liquide épanché dans la cavité abdominale ; elle peut aussi être due à la production d'un épanchement pleural, même en l'absence de toute néoformation à la surface des séreuses thoraciques.

En même temps que ces symptômes physiques et fonctionnels liés à l'existence même du liquide dans la cavité abdominale, on observe le plus souvent des *symptômes généraux* qui indiquent le trouble survenu dans l'état de la nutrition. Il y a de la perte des forces, de la pâleur, de l'amaigrissement, plus ou moins marqués, suivant les cas, car ces symptômes dépendent non seulement de l'épanchement même du liquide dans la séreuse péritonéale, mais aussi de la nature du néoplasme qui le cause.

CHAPITRE IV

Ces ascites, dont la marche est en général rapide, obligent le médecin à intervenir en général à brève échéance. La ponction devient chose nécessaire pour remédier à ces accidents menaçants d'oligurie ou de dyspnée. Elle permet de constater les caractères du liquide qu'on ne devra jamais négliger d'examiner avec soin afin d'arriver à un diagnostic précis. Nous avons suffisam ment insisté dans notre chapitre d'anatomie pathologique sur les caractères de ce liquide pour n'avoir pas à y revenir ici.

Un fait important et que nous tenons à mentionner, c'est que quelquefois, à la suite de ces ponctions, le liquide qui s'était arrêté de couler, par suite de l'occlusion du trocart par une anse intestinale, par la tumeur, par l'épiploon, coule par la petite plaie opératoire d'une façon continue, soulevant la couche de collodion qu'on cherche à appliquer, cela pendant plusieurs jours et au point de mouiller les matelas. Le fait se trouve relaté dans une de nos observations (1). Si l'on veut,

(1) Voir observ. XIX.

à tout prix, empêcher cet écoulement, rien n'est plus facile, il suffit de passer une épingle et un fil au niveau de l'orifice de la ponction pour en obtenir l'occlusion complète. On peut dans ces cas observer alors une infiltration du liquide dans l'épaisseur de la paroi abdominale. Le fait se trouve relaté dans une observation de la pratique de M. Terrillon, que nous a communiquée, avec une grande obligeance, son interne M. Valat. Le liquide ascitique sanguinolent, par son infiltration dans l'épaisseur de la paroi abdominale, avait déterminé la production d'une ecchymose étendue.

Après la ponction, le liquide se reproduit avec une très grande rapidité. Dans une observation de M. Millard, publiée dans la thèse de M. Figueira da Silva (1), on voit les ponctions, d'abord espacées de 4 mois, se rapprocher de plus en plus et être faites tous les mois. Les premières ponctions ne donnaient que 8 litres de liquide ; à partir de la 9ᵉ, 16 litres, de la 23ᵉ, 20 à 25 litres. La malade dont la fin de l'observation n'a pas été publiée dans la thèse de M. Figueira da Silva, a succombé à l'épuisement résultant de pertes incessantes qu'elle faisait ainsi, d'autant qu'à partir de la 9ᵉ ponction le liquide était devenu sanguinolent. A l'autopsie on trouva un gros chou-fleur cancéreux au niveau de l'ovaire.

Dans quelques cas exceptionnels, on a vu les ponctions successives donner des liquides alternativement clairs et sanguinolents. Telle une malade observée par Cossy, chez laquelle la 1ʳᵉ ponction donna un liquide clair, la 2ᵉ

(1) *Quelques réflexions sur la présence du sang dans les ascites,* Th. Paris, 1879, p. 21.

un liquide rougeâtre, la 3ᵉ un liquide clair citrin, la 6° un liquide rougeâtre (1).

Cette production abondante de liquide et cette reproduction rapide ne sont pas intimement liées à l'existence d'une tumeur maligne ou d'une tumeur végétante de l'ovaire. On peut les observer dans les tumeurs les plus bénignes, les fibromes, les fibromyômes, par exemple. Notre ami M. Hartmann, a publié il y a quelques années un fait des plus intéressants à cet égard. Il s'agissait d'une malade du service de M. Terrier, porteuse d'une petite tumeur ovarique droite, pesant 275 grammes et constituée, ainsi que le montra l'examen histologique fait par M. Malassez, par un fibro-myôme. 8 ponctions successives retirant chacune 20 à 25 litres de liquide furent faites pendant les 11 mois qui précédèrent l'opération (2).

Par suite de cette reproduction incessante du liquide et des déperditions continuelles qu'elle entraîne, l'état général va rapidement s'affaiblissant et, à moins d'une intervention chirurgicale curatrice, la mort de la malade ne tarde pas à survenir à une époque plus ou moins éloignée.

(1) *Comptes rendus de la Soc. anat. de Paris*, 1876, p. 309.
(2) *Bull. de la Soc. anat.*, 4 janvier 1884 et *Progrès méd.*, 5 juillet 1884, p. 544.

CHAPITRE V

1° *Diagnostic de l'existence d'une ascite et d'une tumeur ovarique.*

Le diagnostic de l'ascite, compliquant les tumeurs ovariques, est quelquefois des plus faciles et s'impose.

Tel, par exemple le cas d'une malade qui se présente au chirurgien, avec une ascite typique. Le ventre s'est plus ou moins rapidement développé. Par la percussion, la malade étant dans le décubitus dorsal, il est facile de s'assurer de l'existence d'une matité occupant les parties déclives, limitée supérieurement par une ligne concave en haut. Dans le décubitus latéral, la matité existe surtout dans la fosse iliaque et le flanc du côté déclive. La ligne de niveau tend à se raprocher d'une parallèle à l'axe du corps, tandis que la sonorité occupe la fosse iliaque et le flanc du côté opposé, régions antérieurement mates, lorsque la malade était couchée dans le décubitus dorsal. Si l'on change le décubitus, faisant coucher la malade sur le côté opposé, on constate facilement que la matité s'est déplacée et que toujours on la trouve dans les parties déclives. On peut percevoir facilement la propagation du flot d'un côté à l'autre du ventre.

En même temps que ces signes, qui indiquent l'existence d'un épanchement liquide libre dans la cavité péritonéale, le chirurgien peut par la palpation reconnaître l'existence d'une tumeur s'élevant du bassin, modifiant quelquefois dans une certaine mesure les données fournies par la percussion.

Cette tumeur est facilement reconnaissable au toucher vaginal. Elle déplace l'utérus, le refoule en avant ou latéralement, se sent au fond d'un cul-de-sac, en arrière ou sur les côtés de l'utérus. Les mouvements imprimés à la tumeur abdominale se transmettent à l'induration perçue au fond d'un cul-de-sac. Souvent ils se transmettent aussi à l'utérus, la tumeur volumineuse entraînant celui-ci dans ses mouvements, mais il est en général aisé de s'assurer qu'il ne s'agit pas là d'une impulsion directe à l'utérus en recherchant si réciproquement les mouvements de l'utérus se transmettent à la tumeur.

En général, cette transmission n'a pas lieu. L'utérus jouit d'une certaine mobilité et ses mouvements ont lieu sans qu'il se produise le moindre mouvement dans la tumeur perçue par le palper abdominal. Cette différence, entre les résultats de transmission de mouvement de la masse abdominale à l'utérus et de celui-ci à la masse abdominale, suffit pour affirmer qu'il s'agit bien d'une tumeur péri-utérine ovarique dans l'espèce, compliquée d'ascite. Le diagnostic dans ces cas simples ne peut guère être discuté ; il suffit d'un peu d'attention pour le faire, nous n'avons par conséquent pas à rechercher quelles sont les affections sujettes à confusion.

C'est dans ces faits que la tumeur abdominale donne la

sensation de glaçon, une sensation analogue à celle du ballotement fœtal. Il est en général assez difficile de déterminer la forme de la tumeur, le liquide ascitique en empêchant la palpation exacte. Toutefois, on peut dans quelques cas acquérir des notions sur la situation et le plus ou moins de régularité de la tumeur par la plus ou moins grande épaisseur de la couche liquide qu'il faut déplacer pour arriver sur la masse solide suivant qu'on palpe tel ou tel point du ventre.

Dans tous ces cas où, en même temps que les signes d'une ascite, on constate l'existence d'une tumeur occupant une des régions ovariques, le diagnostic est des plus faciles.

Il ne souffre non plus pas de difficulté, lorsqu'on a, en même temps que les symptômes habituels d'une tumeur ovarique une petite quatité d'ascite dont il est très facile de déterminer l'existence par la simple palpation. On sent facilement qu'il faut pour arriver sur la tumeur sous-jacente déprimer une couche liquide plus ou moins épaisse, et se laissant déplacer avec facilité.

A côté de ces faits relativement simples, il en est d'autres, au contraire, où le diagnostic est des plus difficiles.

Ce sont ceux où l'ascite s'étant développée rapidement le ventre est tendu, la peau lisse, luisante, éraillée par places avec quelques veinules bleuâtres apparaissant par transparence.

Alors, la palpation abdominale est impossible, le ventre ne se laissant pas déprimer sous la pression de

la main, et l'on ne peut à travers la paroi déterminer
l'existence d'une tumeur. De plus, dans ces cas d'ascite à
marche rapide, les signes mêmes de l'épanchement intra-
péritonéal de liquide sont changés. La matité n'existe
pas toujours exactement dans les parties déclives. Fréquemment les flancs sont sonores, alors qu'il y a de la
matité à la partie antérieure de l'abdomen. Cette matité
se termine par un contour irrégulier et ne se déplace que
difficilement par les changements dans le mode de décubitus. Ce sont là des faits importants peu connus et sur
lesquels M. le professeur Duplay a maintes fois appelé
l'attention des élèves, dans son service.

On comprend que dans ces cas, le chirurgien non pré-
venu, soit induit en erreur. C'est ce qui est arrivé dans un
bon nombre de faits. L'erreur commise le plus souvent
est celle qui consiste à croire qu'il s'agit d'un *kyste de
l'ovaire*.

Nous croyons qu'il est, en général, possible de faire
le diagnostic. On ne peut, en effet, déterminer, en un
point quelconque, l'existence d'une tumeur nettement
limitée, le ventre est tendu uniformément et la sensation
de flot y est le plus souvent superficielle. De plus, l'accroissement de volume de l'abdomen est beaucoup plus
rapide que dans les cas de kyste ovarique. Un kyste
ovarique met en moyenne un an et demi à deux ans pour
remplir l'abdomen. Au contraire, dans les types cliniques
qui nous occupent le ventre a pris un accroissement
considérable en quelques mois, souvent même en quelques semaines, et cet accroissement rapide du volume du
ventre s'est souvent accompagné de troubles dans la

santé générale beaucoup plus marqués que dans les observations de kystes simples de l'ovaire.

Lorsque l'ascite s'est développée assez rapidement mais en conservant les caractères habituels des épanchements libres dans la cavité péritonéale on peut croire à une *ascite* ordinaire, en général *symptomatique d'une cirrhose*. Il est un ensemble de signes qui permet de faire le diagnostic. Lors d'ascite symptomatique d'une cirrhose, il existe une dilatation des veines sous-cutanées abdominales, qui vont du foie à la mammaire interne par l'intermédiaire des vaisseaux du ligament suspenseur. Ce réseau a un aspect caractéristique. Il est à peu près exclusivement compris entre l'appendice xiphoïde et le pubis et prédomine manifestement dans la partie latérale droite et dans la moitié supérieure de l'abdomen. Ce réseau se compose de 5 ou 6 troncs principaux, qui descendent parallèlement les uns aux autres et diminuent de calibre, à mesure qu'ils se rapprochent de la région pubienne. En même temps que ce réseau veineux, tout spécial à la cirrhose hépatique, on trouve encore d'autres symptômes qui aident encore à faire le diagnostic : antécédents alcooliques, troubles digestifs, suffusion jaunâtre des sclérotiques, augmentation de volume de la rate, etc.

Une autre erreur dans laquelle on peut encore tomber, est de croire à l'existence d'une *péritonite tuberculeuse*. Plus souvent c'est l'erreur inverse qui est commise. Certains signes peuvent mettre sur la voie. Dans la péritonite tuberculeuse, même dans la forme ascitique, la plus sujette à confusion, il y a le plus souvent des phénomènes intestinaux préalables, de la pleurésie concomitante, un habitus général qui fait songer à la tuberculose ; de plus l'augmentation de volume du ventre est, en général, partiellement dû à du météorisme intestinal et la palpation du ventre y provoque des bruits bien connus des médecins et que M. Guéneau de Mussy avait coutume de décrire sous le nom de cris intestinaux.

D'autres erreurs peuvent encore être commises, mais ce sont des erreurs dans lesquelles on tombe rarement et sur lesquelles nous ne voulons pas nous arrêter. Dans tous les cas, lorsqu'il y a doute, *la ponction exploratrice* peut et doit être faite. Elle est sans danger quoiqu'en aient dit quelques chirurgiens anglais, qui l'accusent à tort, croyons-nous, d'activer la marche du néoplasme. Il faut seulement prendre certaines précautions, souvent un peu délaissées, à tort, dans les services de médecine, mais usuelles aujourd'hui dans les services de chirurgie. M. Terrillon les a bien précisées dans une de ses cliniques :

1° Nécessité absolue de l'aseptie du trocart d'abord, de la paroi abdominale ensuite.

2° Ouverture de l'abdomen sur la ligne médiane pour éviter toute chance de blesser un vaisseau important, à moins d'indication spéciale.

3° Circonspection dans la profondeur à laquelle on fait pénétrer l'instrument, pour être sûr de ne pas piquer la tumeur sous-jacente.

Cette ponction donnera deux choses importantes pour asseoir le diagnostic :

1° Un liquide qu'on pourra examiner chimiquement et histologiquement, ce qui, ainsi que nous l'avons vu, a son importance ;

2° La possibilité de palper le ventre et d'y reconnaître l'existence ou la non existence d'une tumeur. Cette palpation, qu'on devra pratiquer avec les plus grands ménagements, sera faite immédiatement après la ponction, le liquide se reproduisant avec une rapidité telle, que le plus souvent, dès le lendemain ou le surlendemain, il est déjà en quantité suffisante pour gêner l'examen.

Quelquefois encore, après la ponction, on a vu des médecins rester dans leur erreur et continuer à croire à l'existence d'un kyste ovarique. Aussi ne saurions-nous attacher trop d'importance à la nécessité d'examiner avec soin le liquide dont les caractères suffiront en général pour éliminer l'idée d'un kyste ovarique. Du reste, un signe qui a forcé plus d'une fois le chirurgien à voir une ascite qu'il avait méconnue, est l'écoulement, après la ponction, d'un peu de liquide par la petite plaie de la paroi. Cet écoulement, continu après la ponction, ne s'observe jamais après la ponction d'un kyste ovarique et indique nettement qu'on a affaire à une ascite.

I. — *Diagnostic de la variété de tumeur cause de l'ascite et de ses connexions.*

Peut-on aller plus loin que le diagnostic ascite compliquant une tumeur de l'ovaire ? Nous croyons le fait possible dans la majorité des cas.

Les *grosses tumeurs kystiques* de l'ovaire compliquées d'un peu d'ascite seront toujours faciles à distinguer ; seules les tumeurs, de volume moyen, s'accompagnant d'une ascite considérable, seront d'un diagnostic obscur.

Certaines données peuvent cependant éclairer, dans une certaine mesure la question.

Si nous laissons de côté certaines tumeurs rares, telles que les *fibromes* les *fibro-myomes* et les *sarcomes*, nous voyons que nos tumeurs ovariques, causant de l'ascite, se réduisent à deux grandes classes :

Les *kystes végétants,* à végétations externes.

Les *tumeurs franchement malignes* du petit bassin.

Les premiers donnent des tumeurs assez volumineuses qui rappellent par certains caractères les kystes ordinaires, ils ne s'accompagnent que peu ou pas de symptômes de compression. L'utérus reste en général libre.

Les secondes, au contraire, ne donnent en général que des tumeurs peu volumineuses. On les sent quelquefois mal par le palper abdominal, mais on retrouve dans les culs-de-sac vaginaux des indurations qui entourent et fixent l'utérus. La cachexie est plus rapide que dans les autres variétés de tumeurs. Il y a souvent des symptômes de compressions nerveuses ou vasculaires, des douleurs, le long du sciatique en particulier, une phlegmatia, etc.

Au reste, dans tous les cas où la fixité de la tumeur, reconnue par le palper, où l'immobilisation absolue de l'utérus, les symptômes de compression n'indiquent pas une adhérence complète de la tumeur, on est autorisé pour bien voir les choses à faire une *incision explorative de l'abdomen.*

Cette opération n'est plus aujourd'hui aussi grave qu'on le croyait autrefois et même absolument dépourvue de gravité, pourvu que le chirurgien, s'il n'intervient pas, ne

se livre pas à des manœuvres intra-abdominales intem-
pestives. La situation d'une malade atteinte d'une de ces
ascites à répétition, telles que les causent les tumeurs
ovariques, est dans un état suffisamment grave pour légi-
timer toutes les tentatives d'intervention. La malade
peut, en effet, mourir par le seul fait de l'épuisement que
causent les pertes incessantes d'albumine qu'entraîne la
reproduction du liquide ascitique souvent, du reste, mêlé
de sang.

CHAPITRE VI

Le pronostic à porter sur l'avenir des malades, affectées d'une tumeur ovarique compliquée d'ascite, est essentiellement variable suivant que la tumeur est ou non opérable, suivant qu'elle peut être totalement ou partiellement enlevée par la laparotomie. Il est, dans tous les cas plus grave que celui d'un kyste ovarique ordinaire.

Cette gravité a toutefois été exagérée par quelques chirurgiens. M. Lucas-Championnière nous semble avoir été un peu loin lorsqu'à la Société de chirurgie (1), le 6 novembre 1885, il a dit qu'il ne se souvenait pas avoir guéri de tumeur ovarique compliquée d'ascite volumineuse et qu'il n'opérait qu'avec beaucoup de réserve en pareil cas.

Dans la discussion qui suivit, MM. Verneuil, Pozzi, Reclus, s'élevèrent contre ces conclusions et n'attribuèrent pas à l'ascite une valeur pronostique aussi défavorable que M. Championnière.

Nous croyons que l'ascite doit rendre circonspect

(1) *Bull. et Mém. de la Société de Chirurgie.* Paris, 1885, T. XI, p. 727.

lorsqu'on veut formuler un diagnostic, mais nous n'allons pas jusqu'à croire que sa présence entraîne un arrêt de mort. Les observations de malades, guéries et radicalement guéries après une intervention chirurgicale, sont aujourd'hui suffisamment nombreuses pour permettre de rejeter cette question et nous pensons que M. Championnière lui-même doit à l'heure actuelle être moins affirmatif dans son opinion.

Nous irons même plus loin et nous dirons qu'alors même que toute la tumeur n'a pas été enlevée on peut espérer de bons résultats d'une intervention. Les observations sont là qui nous montrent que dans les cas mêmes où il y a des greffes multiples sur le péritoine, l'ablation de la tumeur principale suffit pour déterminer une modification telle dans les conditions anatomiques de la séreuse que les greffes secondaires s'atrophient spontanément.

Flaischlen (1) a publié en 1882 un fait des plus intéressants à cet égard. Chez une femme cachectique, on avait porté le diagnostic de carcinome probable. Une incision explorative montra qu'il s'agissait d'un kyste ovarique végétant avec des végétations papillaires dans l'espace de Douglas. Le kyste fut enlevé; bien qu'on eut laissé les végétations, la malade guérit et, deux ans après, elle était encore en parfaite santé.

Bien plus Lawson Tait (2) dans un cas laissa deux masses adhérentes dans le ventre. Elles se résorbèrent

(1) *Berl. Klin. Woch.*, 1882, p. 92.
(2) *Philad. Med. T.*, 1884, t. XV, p. 1.

et la malade guérit. Dans un autre cas, où les tumeurs papillomateuses tapissaient tout le péritoine, il s'en tint à l'incision exploratrice, en pratiquant le drainage à sa suite. La malade guérit et 4 ans après cette guérison ne s'était pas démentie.

Ces faits suffisent à nous montrer le bénéfice qu'on peut retirer d'une intervention même incomplète dans les cas de tumeur ovarique avec ascite. Il va sans dire que lorsqu'il s'agit d'une tumeur bénigne telle qu'un fibrome ou un fibro-myome, la guérison est encore bien mieux assurée par l'intervention.

Toutefois nous ne voulons pas terminer ce chapitre en nous laissant aller à une trop grande confiance dans les résultats de l'intervention opératoire. Nous croyons que les kystes ovariques végétants qui, en somme, constituent la tumeur ovarique s'accompagnant le plus souvent d'ascite, dénotent un processus plus actif que celui des kystes ovariques ordinaires. Leur gravité est plus grande car ils peuvent s'accompagner de greffes secondaires et de généralisation. Les transformations de leur épithélium, qui de cylindrique peut prendre les formes les plus variées de l'épithélium atypique ou métatypique, nous conduisent facilement de ces kystes au cancer vrai. Il ne faut pas oublier ces résultats récents de l'anatomie pathologique bien mis en lumière dans ces derniers temps par M. Poupinel, et ne pas perdre de vue que le néoplasme en présence duquel on se trouve est un néoplasme qui, malheureusement trop souvent a une grande tendance à se transformer et à se généraliser.

CHAPITRE VII

Le traitement comprend deux points :
1° Traitement de la tumeur.
2° Traitement de l'ascite.

1° — *Traitement de la tumeur.*

Lorsqu'une incision exploratrice a montré que la tumeur est en totalité ou en partie seulement enlevable il ne faut pas hésiter à procéder sur-le-champ à cette ablation totale ou partielle. C'est la seule pratique vraiment chirurgicale et profitable pour le malade. Il faut même enlever le plus qu'on pourra des végétations disséminée-sur la séreuse s'il y en a. Le reste pourra peut être s'atrophier dans la suite.

Dans les cas où l'incision exploratrice a montré qu'il s'agit de productions diffuses dans le petit bassin, l'abstention est la règle.

2° — *Traitement de l'ascite.*

Dans les cas où l'on a pu enlever la totalité ou la plus grande partie des tumeurs faut-il refermer le ventre comme après les ovariotomies ordinaires ? Faut-il s'occuper de l'épanchement ? Les deux opinions ont trouvé des partisans ; nous croyons, avec M. Terrillon, qu'il faut être éclectique.

Dans l'immense majorité des cas, lorsque la totalité ou la presque totalité de la ou des tumeurs a pu être enlevée, le plus grand nombre des ovariotomistes, des chirurgiens de talent, tels que MM. Terrier et Périer, referment le ventre. Dans quelques cas, un peu d'ascite se produit, c'est ce qui est arrivé à M. Périer (1), mais cette ascite ne tarde en général pas à se résorber.

Toutefois, dans les faits où il s'agit d'une tumeur à ablation difficile, si l'on est obligé de rompre des adhérences multiples, de décortiquer la production morbide, d'établir plusieurs pédicules, de constituer en définitive une vaste surface saignante dont les produits se mêlent au liquide ascitique, il ne faut pas hésiter à drainer ; sans cela apparaîtront bientôt des accidents septicémiques qui emporteront la malade (Terrillon).

Ce drainage, que quelques chirurgiens, L. Tait en particulier, ont pratiqué avec succès directement contre l'ascite, alors qu'ils n'avaient rien enlevé après l'incision exploratrice, peut être pratiqué de deux façons :

a) Drainage abdominal.

(1) Voir obs. VI, prise par M. Rollin.

b) Drainage vagino-abdominal.

a) *Le drainage abdominal* qu'on pratique avec un drain plongeant dans le cul-de-sac de Douglas et arrivant à la partie inférieure de l'incision cutanée, a été employé par un grand nombre de chirurgiens.

Il est nécessaire que le drain soit volumineux, qu'il ait des parois résistantes et que, perforé à ses deux extrémités, il ne porte pas d'yeux sur ses parties latérales. Ce drain peut être en verre (Kœberlé, Bantock) ou en caoutchouc vulcanisé.

L'important est de le maintenir parfaitement aseptique. Un pansement de Lister rigoureux est de toute nécessité. On pourra le modifier avantageusement, en remplaçant les compresses les plus immédiatement en contact avec la plaie par de la gaze iodoformée.

Pour aspirer les liquides par le drain on a conseillé de se servir d'un appareil aspirateur quelconque, de placer dans le drain des filaments de charpie qui, par capillarité, exerceront une aspiration lente mais continue, etc.

Au reste, l'issue des liquides par le drain est favorisée par l'effet de la tension qui existe constamment à l'intérieur de l'abdomen. Le paquet intestinal, plein de gaz élastiques, vient comprimer le liquide et l'oblige à sortir par le drain, seule porte de sortie qui s'offre à lui.

b) *Le drainage vaginal* est encore plus simple. Une incision, faite au fond du cul-de-sac postérieur du vagin permet de placer le drain dans le cul-de-sac de Douglas. Son asepsie est facilement assurée par des tampons de gaze iodoformée qu'on renouvelle fréquemment et qui remplissent le vagin.

Quel que soit le procédé employé, un des points les plus importants consiste à être d'une antisepsie rigoureuse et le chirurgien peu soigneux serait mal venu de vouloir se livrer aux interventions que nous venons de conseiller. Mieux vaut pour lui laisser la malade mourir peu à peu en se contentant de la soulager par des ponctions répétées, que de la tuer rapidement par une intervention mal conduite.

CONCLUSIONS

I. — L'ascite est rare au cours des kystes ovariques simples et lorsqu'on l'observe, elle n'est que peu abondante et souvent liée à une dégénérescence graisseuse d'une partie de la paroi.

II. — L'ascite est fréquente dans les tumeurs solides de l'ovaire, telles que les sarcomes, les fibromes, les fibro-myomes.

III. — L'ascite est la règle dans les kystes ovariques végétants et les tumeurs malignes telles que le carcinome.

IV. — Les caractères du liquide ascitique, qui survient au cours des tumeurs ovariques, permettent de le distinguer dans une certaine mesure des autres liquides ascitiques. Il est plus riche en matières fixes et contient souvent des globules sanguins en même temps que d'autres éléments figurés.

V. — Bien que l'ascite, par sa présence, indique en général une malignité de l'affection plus grande que celle des kystes ovariques ordinaires, elle ne constitue pas une contre-indication à l'intervention. Il existe même un certain nombre de cas où la guérison complète et persistante a été obtenue, bien que la totalité des productions néoplasiques n'ait pu être enlevée.

OBSERVATIONS

OBSERVATION I (INÉDITE)

(Les détails cliniques de cette observation nous ont été communiqués par
M. Valat, interne de M. le Dr Terrillon.
Nous avons fait l'examen anatomo-pathologique avec l'aide de notre maître
et ami M. le Dr Gilbert.)

Kyste ovarique, dégénérescence graisseuse de la paroi. Ascite.

La nommée P... Dorothée, concierge âgée de 70 ans, entre
le 19 janvier 1887 dans le service de M. le Dr Terrillon, salle
Lallemand n° 9.

Père mort de la poitrine.

Mère morte de la poitrine.

Un frère et une sœur morts d'affections indéterminées.

La malade a été réglée à 20 ans, les règles n'ont jamais été
régulières ; elles venaient tous les deux ou trois mois, une fois
la malade n'a pas été réglée pendant six mois, malgré cela elle
se portait bien. Elle a eu trois enfants qu'elle a nourris. Ménopause à 40 ans. La malade entre à l'hôpital pour une énorme
tumeur du ventre ; elle raconte que la maladie a débuté de la
façon suivante. Il y a huit ans, le ventre a commencé à grossir et
en 3 ou 4 ans il avait pris un volume assez considérable ;
il était alors gros comme le ventre d'une femme enceinte de
6 mois, dit-elle. Depuis cette époque, le ventre a augmenté peu
à peu sans que la malade, éprouve de douleurs ; mais il y a 3 mois,
au dire de la malade, le ventre a augmenté considérablement de

volume en très peu de temps et la santé s'est altérée, la respiration fut gênée, la marche très pénible, ce qui a décidé la malade à entrer à l'hôpital de la Salpêtrière, dans le service de M. le Dr Terrillon, salle Lallemand, lit n° 9.

Etat actuel. — Aujourd'hui 20 février, l'état du ventre présente les caractères suivants :

Le ventre est très dilaté, de forme ovoïde à grand axe vertical ; le gonflement remonte très haut et les côtes sont refoulées en dehors. La cicatrice ombilicale est déplissée et forme une petite tumeur du volume d'une grosse noix. A la surface de la tumeur on aperçoit de grosses veines dilatées, principalement dans la partie gauche de l'abdomen ; la peau est lisse et luisante.

A la palpation, on trouve la paroi abdominale très tendue, la peau glisse sur la tumeur ; on sent une fluctuation très nette qui se transmet dans tous les sens.

A la percussion, matité absolue s'étendant sur la ligne médiane, depuis la symphyse jusqu'à cinq travers de doigt de l'ombilic ; de chaque côté la matité descend dans les fosses iliaques. Tympanisme dans toute la région située entre l'appendice xiphoïde et la base du thorax en haut, se prolongeant latéralement sur tout le contour supérieur de la tumeur. La tumeur détermine en outre des phénomènes de compression ; la circulation des membres inférieurs est très gênée ; depuis deux ou trois ans les jambes sont enflées, tantôt elles restent enflées une semaine ou quinze jours, puis désenflent, et, s'œdématient de nouveau. La défécation n'est pas gênée, l'appétit est conservé.

La miction est gênée par suite d'un prolapsus utérin et d'une cystocèle survenus chez la malade. La respiration est haletante, au moindre mouvement comme pour descendre de son lit, par exemple, la malade est essoufiée. Les mouvements respiratoires sont accompagnés de gargouillement dans la cavité abdominale. Le pouls est régulier. Les bruits du cœur ne sont pas bien frappés surtout au niveau de l'orifice aortique. Les urines ne contiennent ni sucre, ni albumine. Tout l'utérus est au dehors de l'orifice vulvaire ainsi qu'une partie de la vessie. A la surface de cette tumeur, formée par l'utérus et la vessie, qui a le volume du poing environ, on voit deux points exulcérés de la dimension d'une pièce de 50 centimes, à la partie antéro-inférieure se trouve le col utérin qui est très dilaté.

Le 26 février, on fait une ponction sur la ligne médiane, au-dessous de l'ombilic ; issue de 4 litres de liquide un peu brun, visqueux. Le ventre ne se trouve pas beaucoup diminué de volume et la respiration n'est pas beaucoup améliorée ; au moment où on retire la canule il s'écoule par la plaie un jet de liquide ascitique fortement coloré par le sang. Pour arrêter cet écoulement, on met une épingle sur la plaie avec un fil de soie.

Le 27, la malade a dormi toute la nuit, elle respire beaucoup plus facilement.

Le liquide de la ponction a été analysé par M. Génevrier interne en pharmacie du service de M. le Dʳ Terrillon ; c'est un liquide d'une couleur brun sale, très trouble, donnant par le repos un dépôt jaunâtre ; il filtre difficilement, lorsqu'il est filtré il constitue un liquide filant, épais, d'une coloration rouge brun ; densité, 1,032 ; à la lumière solaire on aperçoit nageant dans le liquide des paillettes brillantes de cholestérine.

> Extrait sec.............. 89 gr.   par litre ;
> Sels fixes .... 9 gr.   —
> Albumine totale.......... 79 gr. 50   —
> Cholestérine et corps gras. 5 gr.   —
> Traces d'urée.

L'albumine totale se décompose en :

> Hydropisine .... 8 gr. 50
> Albuminoses .... 9 gr. 50
> Sérine.

Il existe de la paralbumine en assez forte proportion mais elle n'a pas été dosée. L'examen microscopique du liquide a montré qu'il renferme de nombreux cristaux de cholestérine,

des globules de pus en quantité très considérable et des cellules épithéliales couvertes de granulations graisseuses. Les globules de pus étaient déformés, échancrés. Pas de globules sanguins ou du moins on n'a pas pu les constater. Le sédiment
donné par le liquide examiné au microscope présente les mêmes
caractères que le liquide lui-même.

Le 10 mars, ovariotomie faite par M. le Dr Peyrot, aidé de
MM. les Drs Terrillon et Schwartz. Chloroformisation par
M. Valat.

Incision de l'ombilic au ciseau ; il s'écoule une grande quantité de liquide ascitique sanguin ; la paroi abdominale est
ouverte sur une étendue de 35 cent. avec les ciseaux. Pas de
ponction du kyste. Une adhérence en bas à la corne utérine,
une adhérence en haut à l'épiploon; gros pédicule, on le lie
avec 3 gros fils de soie. Lavage du petit bassin et des flancs
avec 10 litres d'eau bouillie. On fait 13 sutures profondes. La
durée de l'opération a été de 40 minutes.

Le kyste présente les caractères suivants : C'est un kyste
multiloculaire formé d'une grande loge du volume d'une tête
d'adulte et de plusieurs petites loges. Les parois de ces diffé-
rentes loges étaient très épaisses ; la paroi d'une des loges était
en dégénérescence graisseuse; le liquide du kyste renferme
beaucoup de globules de *graisse* et de la cholestérine.

Nous avons fait *l'examen histologique du kyste avec M. le
Dr Gilbert* qui a bien voulu nous aider de ses conseils.

Examen histologique du kyste.— Il a porté uniquement sur
la paroi du kyste principal ; cette paroi est formée de dehors
en dedans par 3 couches.

1° Une couche épithéliale.

2° Une couche conjonctive.

3° Une couche épithéliomateuse.

1° *Couche épithéliale.* — Elle est constituée par une seule
rangée de cellules cubiques.

2° *Couche conjonctive.*— Cette couche est formée d'un tissu
scléreux pauvre en cellules rondes, privé de fibres élastiques et

musculaires lisses, peu riche en vaisseaux artériels, veineux et capillaires.

3° *Couche épithéliomateuse.* — Cette couche est habituellement formée d'un seul rang de cellules cylindriques ; par place elle s'épaissit et présente quelques bourgeons qui s'enfoncent dans la couche fibreuse ; au niveau de ces points, elle est formée par un certain nombre de rangs de cellules épithéliales.

OBSERVATION II (RÉSUMÉE)

(Par KNOWSLEY THORNTON, in *Med. Times and Gaz.* T. I, page 213.)

Rupture of Cyst without peritoneal infection.

Une femme, âgée de 35 ans, mère d'un enfant de 3 ans, vint consulter en juillet 1876.

Elle s'était aperçue d'une augmentation de volume de son ventre aussitôt après son accouchement; depuis, l'accroissement avait été progressif; les règles n'avaient pas reparu (elle avait nourri son enfant 18 mois).

A l'examen du ventre : ascite considérable et tumeur de l'ovaire. Ponction et issue de 33 pintes de liquide citrin. Ce liquide, examiné au microscope, contenait des cellules isolées ou réunies en amas, en groupes.

Diagnostic. — Rupture d'un kyste de l'ovaire. Ovariotomie. Kyste *multiloculaire* de 23 livres. La surface présentait de petites tumeurs papillomateuses pédiculées. Guérison.

Observation III (résumée)

(Par Thornton, in *Med. T. and Gaz*. T. I, p. 213.)

Rupture d'un kyste. Ascite.

Femme 41 ans, se présente le 10 janvier 1877, avec une tumeur de l'ovaire droit sans ascite.

7 février. La tumeur avait augmenté de volume.

Le 13. Rupture du kyste pendant un effort de la malade.

Le lendemain, pas de douleur, pas de sensibilité du ventre, mais on constatait un épanchement libre et mobile dans le péritoine; la tumeur du flanc droit était à peine perceptible.

Le 28. On découvrit par le toucher de petites masses irrégulières dans le cul-de-sac postérieur. Thornton diagnostiqua un ensemencement du péritoine par la rupture du kyste.

Le 25 avril, la tumeur principale était volumineuse et on sentait dans l'abdomen de petites tumeurs erratiques disséminées. Ovariotomie. Kyste papillomateux. Tumeurs multiples du péritoine constatées de visu.

La malade guérit et les noyaux secondaires disparurent.

Observation IV (personnelle)

Kyste végétant de l'ovaire.

(Nous avons fait l'examen anatomo-pathologique avec l'aide de notré maître et ami M. le Docteur Gilbert.)

La nommée W..., âgée de 53 ans, entre le 8 mars 1887 dans le service de M. le Dr Terrier, salle Chassaignac, lit n° 26.

Mère morte à 77 ans.

Père mort à 43 ans.

Ni frères, ni sœurs.

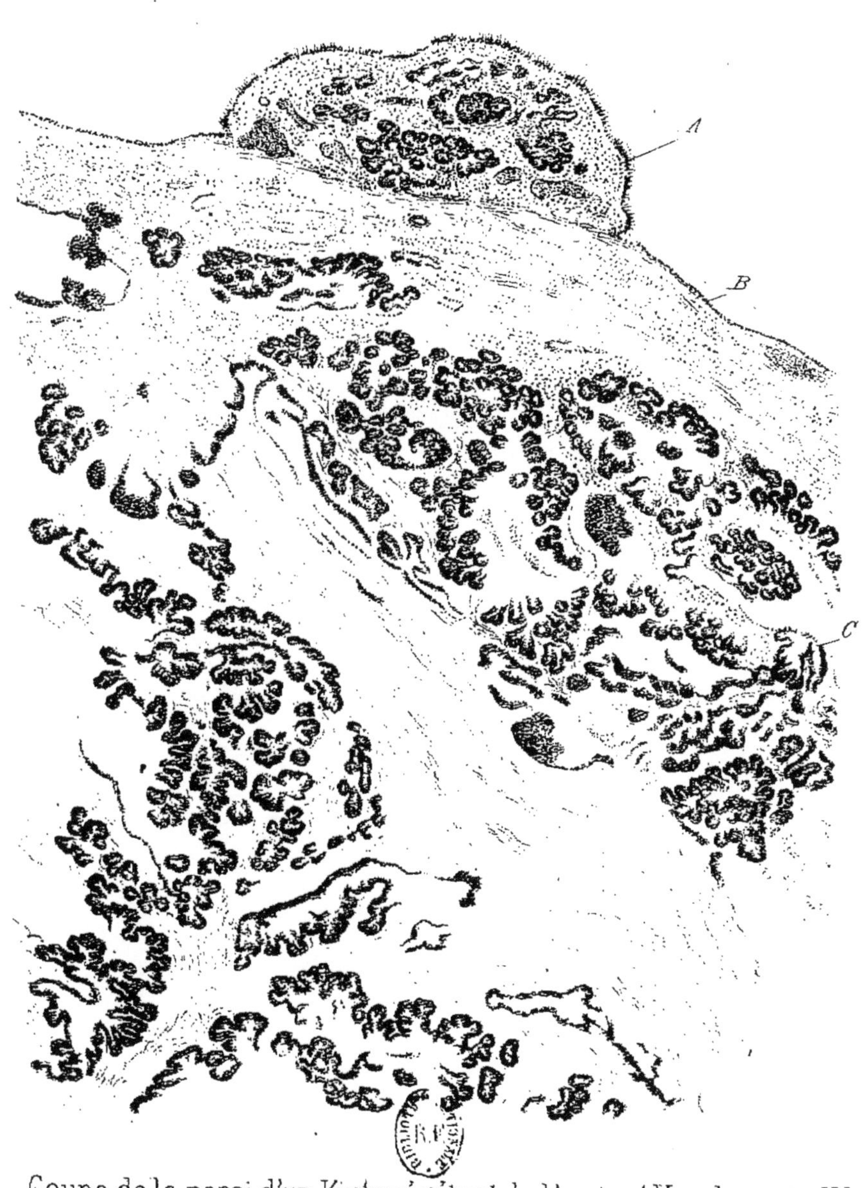

Coupe de la paroi d'un Kyste végétant de l'ovaire.(Voy. observat. IV.
— Examen histologique de M.Mrs GILBERT et GUNDELACH.)

En A est représentée une végétation externe ;
En B la couche fibreuse du Kyste ;
En C la couche épithéliomateuse.

Réglée à 14 ans ; mariée à 18 ans ; un enfant à l'âge de 20 ans, accouchement normal, l'enfant est mort. à 3 semaines. Un autre enfant à 21 ans, accouchement normal, l'enfant vit. Bien réglée après les couches, ménopause à 48 ans sans complications.

Il y a un an la malade s'aperçoit que son ventre grossit, elle souffre de constipation ; les urines deviennent troubles et laissent un dépôt floconneux au fond du vase ; pas de douleurs ; peu à peu l'appétit se perd.

Au bout de 3 mois la malade entre à l'hôpital Dubois et y reste 8 mois ; pendant ce temps on lui fait 13 ponctions. A mesure que l'abdomen gonflait, les jambes de la malade s'œdématiaient et, après les ponctions, l'œdème des membres inférieurs disparaissait ; pas de palpitations mais oppression très forte lorsque l'abdomen était volumineux. Les deux dernières ponctions ont laissé écouler chaque fois une grande quantité de liquide, dit-elle ; ce liquide était jaunâtre. La malade n'éprouve toujours pas de douleurs, mais la quantité d'urine émise chaque jour est diminuée ; après les ponctions les urines étaient de nouveau claires et la quantité d'urine émise journellement augmentait, puis à mesure que le ventre se ballonnait les urines deviennent plus rares et sont un peu troubles, au dire de la malade.

La malade quitte l'hôpital Dubois le 8 mars pour entrer à l'hôpital Bichat, dans le service de M. le Dr Terrier, parce qu'on avait reconnu à la palpation de l'abdomen, après les ponctions, l'existence d'une tumeur.

Etat actuel (14 mars). — Le ventre est augmenté considérablement de volume, il est étalé ; la cicatrice ombilicale est complètement déplissée, les veines sous-cutanées sont un peu développées ; à la percussion, on constate de la matité sur les parties latérales de l'abdomen jusqu'au rebord des fausses côtes ; sur la ligne médiane la matité remonte jusqu'à 3 travers de doigt au-dessus de l'ombilic. La matité est remplacée par de la sonorité sur les parties latérales de l'abdomen lorsque la malade se couche sur le côté opposé. A la palpation on sent nettement le flot du liquide ascitique ; on a cette sensation de flot dans tous les sens. En palpant profondément on sent à travers le liquide ascitique une tumeur bosselée, située dans la partie gauche du petit bassin et remontant dans la fosse iliaque gauche, vers le flanc gauche. Les bruits du cœur sont normaux ; matité du foie normale. Pas d'œdème des membres inférieurs, pas d'oppression, pas de palpitation ; les urines sont un peu diminuées de quantité.

La malade va bien à la selle.

Auscultation des poumons : Rien en avant ; en arrière, quelques râles sous-crépitants aux deux bases surtout à droite.

Par le toucher vaginal on constate que l'utérus est mobile.

Les culs-de-sacs antérieur, postérieur, et le cul-de-sac latéral droit sont libres, le cul-de-sac latéral gauche est un peu effacé et légèrement sensible.

Le 22 mars ovariotomie faite par M. le Dr Terrier aidé de MM. les Drs Perrier et Berger ; chloroformisation, par MM. Peraire et Hallé, internes du service. Présents à l'opération : MM. les Drs Richelot, Quénu et Routier.

Incision sur la ligne médiane de l'abdomen partant un peu au-dessus de l'ombilic et se prolongeant jusqu'à 5 centimètres du pubis environ ; lorsqu'on arrive sur le péritoine on fait une petite incision à cette séreuse au milieu de l'incision primitive, il s'écoule par cette ouverture douze litres de liquide ascitique de couleur jaunâtre ; lorsque l'écoulement du liquide est terminé on prolonge avec des ciseaux l'incision du péritoine en haut et en bas jusqu'au niveau de l'incision des tissus sus-jacents ; on aspire le reste du liquide ascitique avec l'aspirateur employé pour la ponction des kystes ; on aperçoit nettement alors un kyste en grappe végétant de l'ovaire gauche. La partie supérieure du kyste présente des adhérences avec le colon tranverse, on les sectionne entre deux pinces, puis on applique sept ligatures faites avec du catgut fin. Le pédicule est large ; on le sectionne entre deux fortes pinces, puis on le lie en faisant des ligatures en chaînette avec un fil de soie. On applique dix sutures profondes avec du fil d'argent pour refermer la cavité abdominale et quelques sutures superficielles.

Etude macroscopique du kyste. — Kyste de l'ovaire gauche du volume des deux poings, à large pédicule présentant un aspect sarcomateux ; la masse principale de la tumeur est solide ; à la surface de la masse principale se trouve un grand nombre de petits kystes, les plus volumineux ont le volume d'une mandarine, les autres ont le volume d'une cerise.

Durée de l'opération : 50 minutes.

Examen histologique (voir la planche). — Il a porté sur plusieurs points de la paroi kystique.

Celle-ci est constituée par trois couches qui sont de dehors en dedans :

1° Une couche épithéliale ;

2° Une couche fibreuse ;

3° Une couche épithéliomateuse.

1° La couche épithéliale est représentée par un épithélium cubique qui, d'ailleurs, fait défaut sur un grand nombre de points ;

2° La couche fibreuse est formée par un tissu conjonctif adulte rempli de cellules rondes et pourvu par place de nombreux vaisseaux capillaires dilatés et gorgés de globules sanguins ;

3° La couche épithéliomateuse renferme dans un stroma des formations acineuses. Le stroma se montre sous la forme de bandes épaisses de tissu conjonctif, qui donnent insertion à des travées plus fines et plus délicates, limitant les formations acineuses. Celles-ci se présentent avec de grandes variétés de forme et d'aspect. Elles rappellent la disposition de certaines glandes normales ; elles possèdent un épithélium simple, tantôt cubique et tantôt cylindrique ou un épithélium stratifié, limitant une lumière plus ou moins large.

Pris individuellement, les éléments épithéliaux apparaissent composés d'un protoplasma peu abondant, faiblement granuleux, à peine teinté en jaune par le picro-carmin, renfermant

un noyau arrondi ou ovalaire coloré en rose par le picro-
carmin.

En un point, nous avons pu voir la paroi fibreuse amincie et
perforée, permettre l'issue à travers sa déchirure d'un bourgeon
émané de la couche épithéliomateuse.

En un autre point, nous avons trouvé à la face externe de la
couche fibreuse une végétation offrant les mêmes caractères
histologiques que la couche épithéliomateuse, c'est-à-dire constituée par un stroma conjonctif et des formations acineuses.

Observation V (inédite)

(Les détails cliniques de cette observation nous ont été communiqués par M. Peraire, interne de M. le Dr Terrier. — Nous avons fait l'examen anatomo-
pathologique avec l'aide de notre maître et ami M. le Dr Gilbert.

Kyste végétant de l'ovaire. Ascite.

La nommée L... Eugénie, journalière, âgée de 42 ans, entre
le 4 février 1887 dans le service de M. le Dr Terrier, salle Chassaignac, n° 36.

Mère morte à 72 ans.

Père bien portant.

Deux sœurs et un frère en bonne santé.

Pas de maladie de l'enfance, réglée à 19 ans ; menstruation
toujours régulière jusqu'en 1886.

Mariée à 20 ans, elle a eu un enfant à 24 ans, accouchement
normal. Deuxième grossesse à 27 ans ; cinq semaines après
l'accouchement phlegmatia alba dolens qui la tient alitée pendant 4 semaines.

A l'âge de 33 ans, hémiplégie droite avec aphasie. Elle fut
soignée à l'Hôtel-Dieu dans le service de M. le professeur

Germain Sée, et y reste 3 semaines. Elle en sortit guérie. Elle a conservé depuis cette époque de la céphalalgie fréquente.

Au mois d'octobre 1886, elle ressentit des pesanteurs dans le ventre et constata l'augmentation de volume de l'abdomen. En même temps vomissements 2 fois par jour pendant 8 jours, et diarrhée qui dure 3 semaines. Tuméfaction progressive indolore.

Depuis le mois de décembre, plus de menstruation ; pas de troubles du côté de la miction. Depuis le mois de janvier le ventre a beaucoup augmenté de volume. Pas de douleurs abdominales, simple pesanteur. Anorexie, mais plus de vomissements, plus de diarrhée. A cette époque œdème du membre inférieur gauche. Elle entre à l'Hôtel-Dieu (annexe) et fut ponctionnée vers le milieu de janvier par M. le Dr Renaut. On lui retira 12 litres 1/2 de liquide verdâtre.

Elle entre le 4 février à l'hôpital Bichat ; ponctionnée le 6 par M. le Dr Terrier ; il s'écoule 10 litres de liquide citrin.

Etat actuel (21 février).

Facies peu coloré, amaigrissement considérable depuis 4 mois.

Les dimensions de l'abdomen sont :

Circonférence au niveau de l'ombilic — 103 cent.

De l'appendice xyphoïde au pubis — 38 cent.

De l'ombilic à l'épine iliaque droite — 31 cent.

De l'ombilic à l'épine iliaque gauche — 30 cent.

De l'ombilic au pubis — 23 cent.

Le ventre est symétrique ; vascularisation des parois abdominales assez développée.

Pas d'œdème de la paroi. L'ombilic n'est pas déplissé ; vergetures.

A la percussion. — Matité très étendue occupant l'hypogastre ; latéralement, matité dans les deux fosses iliaques, dans l'hypochondre droit et dans les deux flancs.

Sonorité commençant à 3 centimètres au-dessus de l'ombilic dans la région épigastrique et dans l'hypochondre gauche.

Transmission du flot liquide dans tous les sens par une légère percussion de l'abdomen. Pas de modification des zones de matité et de sonorité par les changements de position de la malade. A droite de l'ombilic, masses dures bosselées, senties très profondément.

Examen vaginal. — Rien dans les culs-de-sac, si ce n'est dans le cul-de-sac postérieur qui présente des bosselures saillantes. Le col utérin est dévié à gauche.

Examen de l'urine. — Pas de sucre, pas d'albumine ; beaucoup d'urates. Un litre d'urine en 24 heures. Diminution de l'appétit, digestions faciles, pas de vomissements, selles régulières.

Poumons. — Quelques frottements pleuraux à la base du poumon gauche en arrière jusqu'à la moitié de sa hauteur. Rien au cœur. Pouls régulier. Pas d'œdème des jambes.

22 février 1887. — Ovariotomie faite par M. le Dr Terrier aidé de MM. les Drs Périer et Brun ; MM. les Drs Villeneuve (de Marseille) et Quénu assistent à l'opération. Chloroformisation par M. le Dr Berger. Un peu d'asphyxie pendant l'anesthésie. Incision médiane de l'abdomen, quelques pinces hémostatiques doivent être placées. Le péritoine est largement ouvert. Ascite, liquide citrin. La main introduite dans l'abdomen fait sortir un kyste végétant en grappe de l'ovaire droit. Le kyste est fixé par un pédicule peu large, facile à saisir avec deux pinces courbes, on le sectionne au ras du kyste et on le lie avec 3 fils de soie phéniqués disposés en chaîne. L'appendice iléocœcal est adhérent à la masse kystique. Il est lié entre deux pinces courbes avec un fil de soie, puis sectionné. On peut alors enlever la tumeur.

L'ovaire gauche est aussi kystique, mais le kyste est de moindre volume. Il est enclavé, adhérent dans le petit bassin. Les adhérences sont détruites avec la main et le pédicule du kyste est aussi sectionné après une ligature en chaîne avec deux fils de soie. Toilette du péritoine et des intestins refoulés à gauche. L'utérus est atteint de fibromes peu volumineux. L'épiploon, que l'on étale au devant des intestins, est rougeâtre et présente des végétations à sa surface. Suture de la paroi abdominale avec 7 fils d'argent passant profondément et un seul crin de Florence superficiel. L'appendice iléo-cœcal est compris dans la troisième suture profonde à la paroi abdominale.

La tumeur ovarienne droite pesait 1,165 gr.

La tumeur ovarienne gauche pesait 170 gr.

Liquide 8 litres 1/2.

La tumeur ovarienne droite est formée par deux grosses poches kystiques reliées à la masse centrale de la tumeur par la trompe qui forme sur elle une sorte de pont.

La face intérieure des poches est lisse et grise par place, tapissée de fausses membranes d'aspect caséeux, se détachant facilement. La masse centrale, solide, présente à la coupe l'apparence sarcomateuse. Des noyaux saillants, les uns solides, les autres liquides, sont disposés comme en couronne autour des loges principales. Quelques-uns de ces noyaux atteignent et même dépassent le volume d'un pois ; en quelques points même se voient des mamelons de la grosseur d'une noisette, lobulés et pédiculés. Çà et là, on voit de petits kystes de la grosseur d'une lentille.

Le 22 février. Le soir, trois vomissements ; une piqûre de morphine.

Soir, température, 37°,8 ; pouls, 8° ; respiration, 20.

Le 23. La malade a passé une bonne nuit. Urine, 750 gr. Le matin deux vomissements verts ; une piqûre de morphine.

Le matin, température, 38°,4, pouls, 92 ; respiration, 24.

Le soir, un vomissement vert.

Température, 39° ; pouls, 104 ; respiration, 24.

Le 24. Urine, 700 gr. Eau chloroformée ; champagne, une piqûre de morphine le soir.

Matin, température, 38°,4 ; pouls, 102 ; respiration, 22.

Soir, température, 38°,6 ; pouls, 104 ; respiration, 24.

Le 25. Urine, 500 gr. ; gaz par l'anus.

Matin, température, 38°,2 ; pouls, 98 ; respiration, 22.

Soir, température, 38°,6 ; pouls, 98 ; respiration, 22.

Le 26. Urine, 600 gr. le matin, lait, eau de Vichy.

Matin, température, 38° ; pouls, 98° ; respiration, 22.

Soir, température, 37°,4 ; pouls, 90° ; respiration, 22.

Le 27. Urine, 600 gr.

Matin, température, 37°,2.

Soir, température, 37°,4.

Le 28. Urine seule. On fait le pansement le matin et on enlève 3 fils d'argent.

Matin, température, 37°.

Soir, température, 37°,8.

1er mars. Matin, température, 38°,2.

Soir, température, 37°,4.

Le 2. On fait le pansement le matin, et on enlève 4 points de suture profonde et un superficiel.

Les jours suivants la température ne dépasse pas 37°.

La malade commence à se lever le 14 mars et peut être considérée comme guérie.

Nous avons fait l'examen histologique du kyste et des liquides kystique et ascitique avec l'aide de notre maître et ami M. le Dr Gilbert.

Examen histologique du kyste. — Il a porté sur trois points différents de la paroi kystique ; cette paroi est formée de dehors en dedans par 3 couches.

1. Une couche épithéliale.

2. Une couche fibreuse.

3. Une couche épithéliomateuse.

1° *Couche épithéliale.* — Cette couche est représentée par des cellules cubiques, disposées sur un seul rang.

2° *Couche fibreuse.* — Cette couche est composée par un tissu conjonctif adulte, parsemé de cellules rondes et fusiformes ; elle renferme un certain nombre d'artérioles et de veinules, et par places montre des vaisseaux capillaires isolés ou juxtaposés, dilatés et remplis de globules sanguins.

3° *Couche épithéliomateuse.* — Cette couche forme à elle

seule la presque totalité de la paroi du kyste ; elle est constituée par un stroma conjonctif dans lequel sont disséminés des tubes épithéliomateux ; le stroma est plus ou moins épais selon les points que l'on considère ; il est presque partout formé par un tissu conjonctif riche en cellules rondes et surtout en cellules fusiformes, les vaisseaux qu'il renferme sont peu nombreux.

Les tubes épithéliomateux apparaissent avec une grande variété de forme, selon qu'ils sont sectionnés longitudinalement, obliquement ou en travers, selon qu'ils sont simples ou ramifiés ; quoi qu'il en soit, ils possèdent un épithélium cylindrique vivace, bien coloré par les réactifs et limitent des cavités ordinairement remplies de quelques éléments nécrobiosés. Quelques végétations isolées, arrondies et sessiles, et quelques végétations agminées sous la forme de végétations en chou-fleur émanent de la paroi kystique et font saillie dans la cavité péritonéale. Au point de vue histologique, on peut distinguer ces végétations en deux catégories ; les unes, et ce sont les plus petites et les moins nombreuses, sont essentiellement formées de cellules rondes ; ce sont des végétations inflammatoires ; les autres sont constituées sur le type du tissu qui forme la paroi interne du kyste, c'est-à-dire qu'elles sont composées d'un stroma conjonctif et de tubes épithéliomateux, ce sont des végétations néoplasiques. Au niveau des végétations la paroi fibreuse du kyste fait défaut et l'épithélium de revêtement fait également souvent défaut, vraisemblablement parce qu'il a été détaché pendant les diverses manœuvres auxquelles a donné lieu la préparation et l'examen des pièces.

Examen histologique du liquide kystique. — Ce liquide renferme :

1. Des globules sanguins parfaitement conservés.

2. Des cellules épithéliales de forme cylindrique ou polyédrique, isolées ou réunies en amas, ayant pour la plupart subi la dégénérescence granulo-graisseuse.

3. De fines granulations et des gouttelettes graisseuses libres.

Examen histologique du liquide de l'ascite. — Ce liquide tient en suspension.

1. Quelques flocons fibrineux.

2. Des cellules pour la plupart isolées, globuleuses ou irrégulières et quelques débris cellulaires.

Le liquide kystique et le liquide ascitique renferment en outre beaucoup d'albumine que l'on peut reconnaître au moyen des réactifs habituels.

Observation VI (inédite)

(Communiquée par M. Rollin.)

Kystes végétants des deux ovaires. Ovariotomie. Mort.

F. Joséphine, 24 ans, entrée le 6 octobre 1886 dans le service de M. Terrier à l'hôpital Bichat, salle Chassaignac, n° 7.

Antécédents héréditaires : le père de la malade est mort d'une tumeur dans le ventre? Sa mère vit encore et est bien portante.

Antécédents personnels : la menstruation s'est établie à 12 ans, non sans difficulté, car pendant plusieurs mois la malade a souffert de coliques, de malaises divers, etc. Néanmoins, les règles devinrent régulières et l'ont toujours été depuis, même depuis le début de l'affection qui amène la malade à l'hôpital.

Mariée à 18 ans, la malade n'a jamais été enceinte.

En décembre 1884 des douleurs sourdes, des tiraillements se firent sentir pour la première fois dans le côté gauche et le ventre commença à augmenter de volume. Ces douleurs n'étaient pas continues, elles reparaissaient à intervalles irréguliers et au lieu d'augmenter, devinrent peu à peu de moins en moins vives.

Le ventre continua ainsi à grossir assez rapidement, et en juillet 1885, un médecin fit une ponction, qui donna cours à 12 litres de liquide de couleur brunâtre « comme du café ».

Cette ponction n'amène qu'un soulagement très temporaire, car six semaines après l'abdomen a repris son volume primitif et on est obligé de faire une 2e ponction qui évacue 10 litres de liquide de même couleur que le premier (août 1885).

Cette fois encore le liquide se reproduit avec rapidité, et en octobre 1885, une 3e *ponction* évacue 10 litres de liquide.

On fut ainsi successivement obligé de faire :

Une 4e *ponction* (décembre 1885), 14 litres de liquide.

Une 5e *ponction* (février 1886), 14 litres ; mais le liquide avait pris une coloration brunâtre et ressemblait à du chocolat.

Enfin une 6° *ponction* (juillet 1886), 14 litres de liquide de même aspect.

En résumé, six ponctions furent pratiquées en moins d'une année, nécessitées chaque fois par les troubles de compression qui disparaissaient après chaque ponction pour reparaître bientôt après. La malade souffrait surtout de troubles de la miction, de troubles digestifs et d'œdème des deux membres inférieurs. L'appétit, qui avait d'abord persisté, diminue progressivement et l'amaigrissement fit de rapides progrès.

Le 6 octobre 1886, la malade entre à l'hôpital Bichat, dans le service de M. Terrier, envoyée par M. le Dr Perier.

A ce moment, l'état général est médiocre ; l'amaigrissement est très marqué, l'affaiblissement est grand et la malade ne marche qu'avec peine. La malade ne tousse pas, ne vomit pas, mais souffre de troubles de la miction.

Etat local : Le ventre est distendu considérablement, comme dans l'ascite, sans bosselures, étalé latéralement.

La percussion donne une ligne de matité dépassant l'ombilic de 10 centimètres ; la ligne de matité est concave en haut, et dans les flancs se confond avec la zone du foie et de la rate. Les résultats changent d'une façon fort nette suivant la position qu'on donne à la malade.

La fluctuation est manifeste en tous points ; le flot se transmet avec facilité dans toutes les directions, et au moindre choc. En aucun point la palpation ne permet de sentir de tumeur.

La mensuration donne les résultats suivants :

De l'ombilic au pubis, 24 cent.

De l'omb. à l'appendice xyphoïde, 21 cent.

De l'omb. à l'épine I. A. gauche, 28 cent.

De l'omb. à l'épine I. A. droite, 29 cent.

Circonférence à l'ombilic, 100 cent.

Par le toucher vaginal on atteint un col petit, abaissé, légèrement porté à gauche. L'utérus paraît mobile ; le vagin est mou, œdematié.

A l'auscultation, la respiration est un peu obscure au sommet gauche en avant et la percussion donne de la matité.

Rien au cœur, un peu d'albumine dans les urines.

Le 2 novembre, ovariotomie par M. le Dr Périer, assisté par MM. Terrier et Berger.

A l'ouverture de l'abdomen un flot de liquide verdâtre, mousseux, s'échappe avec force ; on évacue ainsi 12 litres de liquide, ascitique ; on se trouve alors en présence de 2 tumeurs végétantes, du volume du poing environ, implantées sur le bord supérieur des ligaments larges et développées aux dépens des ovaires. Les tumeurs ont contracté quelques adhérences avec l'intestin grêle et présentent une très large base d'implantation sur le ligament large. De plus, M. Périer constate sur le feuillet antérieur des ligaments quelques petites granulations erratiques, disséminées çà et là. Après un examen attentif des connexions des deux tumeurs, l'utérus étant absolument libre d'adhérence avec la tumeur et l'intestin étant facile à libérer, M. Périer se décide à en pratiquer l'ablation. Les deux tumeurs végétantes sont successivement pediculisées, en plaçant sur chaque ligament large, à la base de la tumeur véritablement sessile, trois anses de fils de soie entre-croisées en chaîne. Les adhérences intestinales sont détruites sans difficulté, et après un nettoyage complet de la cavité péritonéale avec des éponges aseptiques, la plaie opératoire est suturée par 12 sutures profondes au fil d'argent et des sutures superficielles au crin de Florence. L'opération a duré 43 minutes.

Soir. Dans la journée l'état de la malade est excellent; elle ne vomit pas, ne souffre nullement et dort quelques heures. Température, 38°; pouls, 72.

Le 3. Nuit bonne. Pas de vomissements. Urines 800 gr. dans les 24 heures. Quelques traces d'albumine. Température, 38°,2, 38°.

Le 4. Température, 38° le matin, 37°,3 le soir. Pouls, 90. Excellent état aucune douleur.

Le 5. Température, 37°,6. Emission de gaz par l'anus. Urines 500 gr. seulement dans les 24 heures.

Le 6. Température normale, matin et soir.

1er pansement par M. Terrier, la réunion est complète, pas une goutte de pus. On enlève la moitié des sutures profondes. Le ventre est souple, ni ballonné, ni douloureux, mais un peu d'ascite s'est reproduit.

Le 8. Pas de selle depuis l'opération. Lavement sans résultat. Température normale.

Le 9. 2e pansement, on enlève 2 fils d'argent.

Le 10. Température, 37°, 37°,4. Selle abondante à la suite d'un purgatif.

Le 12. 3e pansement, on enlève les 4 derniers fils, une goutte de pus à l'orifice des trois fils inférieurs. La malade ne souffre pas, mais n'a pas d'appétit.

Le 13. Diarrhée abondante dans la journée, ballonnement du ventre, sonorité tympanique. Température 38°,4. Facies fatigué; la malade ne prend aucune nourriture.

Le 14. Diarrhée persistante. Température, 38°,2 le matin. Pansement : une goutte de pus au niveau d'un point de suture.

Ventre toujours ballonné, tympanisme considérable.

Le 15. Même état, mauvais facies ; yeux excavés.

Le 16. Diarrhée verdâtre. Selle involontaire. Légère quantité d'albumine dans les urines. Régime lacté exclusif. La température reste élevée 38°,4, 37°,6.

Le 17. Même état : 500 gr. d'urine en 24 heures. Température, 38°,5.

Le 18. Etat général de plus en plus mauvais. Diarrhée continue. 550 gr. d'urine, 0.341 d'albumine par litre.

Les jours suivants, l'état de la malade s'aggrave de plus en plus, la température reste au-dessus de 38° matin et soir, la diarrhée présente. toujours les mêmes caractères, le ventre est de plus en plus ballonné, la langue est recouverte d'un enduit blanchâtre, très épais.

Le 22. Dans la journée, la malade présente des symptômes inquiétants : faiblesse et rapidité du pouls, extrémités froides. La température s'élève à 38°,4. Le malade meurt dans le collapsus à 11 heures du soir.

Autopsie. — 30 heures après la mort.

A l'ouverture de l'abdomen on constate que l'intestin adhère à la partie inférieure de la plaie opératoire et que l'épiploon, adhérant au niveau du pubis, tire fortement sur le côlon transverse. Celui-ci excessivement distendu, maintenu adhérent en bas par l'épiploon, décrit un V ouvert en haut.

Le péritoine est noirâtre, parsemé de tâches ardoisées ; en tous points existent des adhérences résistantes et certainement de vieille date. Dans le petit bassin, les adhérences rendent à peu près impossible la séparation du rectum de l'utérus et de la vessie. On ne constate ni vascularisation, ni membranes récentes, ni pus.

Enfin la cavité péritonéale contient environ 3 litres de liquide ascitique brun verdâtre.

L'intestin est ouvert dans toute sa longueur, on ne trouve rien de particulier dans l'intestin grêle.

Dans le gros intestin, on voit au contraire de larges plaques de vascularisation. Au niveau de la valvule iléo-cœcale, existe une large surface où la muqueuse a disparu ; cette ulcération présente un fond jaunâtre, des bords nettement découpés et offre tous les caractères d'une plaque de sphacèle.

Les *reins* sont pâles, mous ; la décortication est assez facile. A la coupe, la substance corticale, diminuée d'épaisseur, présente une coloration jaune pâle.

Le *foie* est entouré d'une coque épaisse d'adhérences. Le tissu hépathique est remarquablement mou. Poids 1,100 gr.

Le *cœur* présente une légère hypertrophie du ventricule gauche.

Les *poumons* sont sains ; un peu de congestion aux deux bases.

Examen anatomo-pathologique de la tumeur, par le Dr Poupinel. — Masses polykystiques développées aux dépens des deux ovaires. Le kyste gauche pèse 700 gr., le droit, 550 gr.

Les deux tumeurs réunies contenaient 9 litres de liquide. Quelques loges sont remplies de végétations blanchâtres ou blanc rosé.

La surface externe des deux masses polykystiques est presque entièrement couverte de volumineuses végétations en choux-fleurs, blanc jaunâtre, quelques-unes sont rosées, les autres caséifiées.

Examen histologique. — Les coupes ont porté sur différents points des deux tumeurs et de préférence aux points où existaient simultanément des végétations extra et intra-kystiques.

Les tumeurs sont des épithéliomas mucoïdes végétants : Elles sont constituées d'un stroma-fibreux peu vasculaire tapissé d'un revêtement épithélial continu de cellules cylindriques disposées sur une seule couche. La charpente des petites végétations est constituée de tissu fibreux ; celles des grandes végétations de tissu myxomateux. Quelques-unes des grandes végétations présentent des enfoncements tubulés garnis d'épithélium cylindrique (aspect adénoïde).

Observation VII

(Par Loehlein, in *Berl. Klin. Woch.* 5 décembre 1881, n° 49, p. 420.)

Dégénérescence maligne d'un kyste papillaire de l'ovaire.

Madame S... âgée de 49 ans a été réglée à 18 ans, ses règles restèrent douloureuses jusqu'à l'époque de son mariage (à 24 ans) ; elle eut 6 enfants dont 4 vivent, son plus jeune enfant a 11 ans, elle les a tous nourris pendant un an. Au mois de février 1878 elle fut réglée pour la dernière fois, toutefois ses règles étaient déjà irrégulières depuis 3 ans. Au mois d'avril 1876 ses règles furent brusquement supprimées le deuxième jour de leur apparition, à la suite d'un violent refroidissement, et la malade eut en même temps des vomissements et éprouva une douleur dans le côté droit de l'abdomen. A ce moment la malade remarqua qu'une grosseur se formait dans la partie droite de son abdomen et les règles furent supprimées jusqu'au mois de novembre de la même année. Depuis un an la malade se sent faiblir de jour en jour.

18 janvier 1879. La malade se présente à nous, elle est pâle mais d'une teinte un peu jaunâtre. L'abdomen est irrégulièrement distendu ; son volume est comparable à celui d'une femme enceinte à terme. La tumeur principale remplit complètement la moitié droite de la cavité abdominale et dépasse la ligne médiane de la largeur d'une main environ ; à sa surface on peut sentir 6 à 7 petites saillies de forme ovalaire ; sur la branche horizontale gauche du pubis une autre tumeur fait saillie hors de l'ouverture du petit bassin sur l'étendue d'une largeur de main environ ; par le toucher vaginal on peut la sentir jusqu'au détroit inférieur du bassin, et on peut constater qu'elle déplace l'utérus en avant et en haut. Le col utérin est contre le bord supérieur de la symphyse ; lorsqu'on imprime des mouvements à la tumeur principale on peut

constater que l'autre tumeur en est complètement indépendante, mais les tentatives faites pour tâcher de réduire la petite tumeur hors du petit bassin furent infructueuses. L'opération fut faite le 26 janvier 1879 ; lorsqu'on ouvrit la cavité péritonéale il s'écoula un peu de liquide ascitique. La tumeur principale n'avait que quelques légères adhérences avec le péritoine. La tumeur située à gauche ne présentait pas une surface lisse à sa partie supérieure, mais des papilles présentant un aspect de choux-fleurs, et qui adhéraient au niveau de la ligne innominée ; lorsqu'on eut dépassé ces adhérences on put facilement sortir cette deuxième tumeur de la cavité du petit bassin, et l'entraîner ensuite ; son pédicule était un peu plus large que celui de la première tumeur. Cinq mois après sa sortie, la malade donna de ses nouvelles disant qu'elle se portait bien.

Lorsqu'on examina les 2 kystes on trouva dans plusieurs loges de chacun des kystes des productions de papilles ; toutefois, il y en avait plus dans le kyste du côté gauche où les papilles avaient perforé en un point la paroi du kyste. Dans un certain nombre de loges du kyste du côté gauche les papilles étaient en dégénérescence calcaire. Sur la surface des papilles on put constater en plusieurs points un épithélium cylindrique ; on n'a pas trouvé de cils vibratiles.

Observation VIII (résumée)

(Par Léopold Gerhard, in *Arch. für Gyn.*, t. VI, f. 2, p. 209.)

Carcinome médullaire des deux ovaires.

Madame M..., d'une constitution faible eut son premier enfant à 26 ans, un deuxième à 34 ans ; depuis cette époque elle ne fut plus régulièrement réglée ; au mois de décembre 1863, à l'âge de 35 ans, elle accoucha facilement d'un enfant mort à 6 mois ;

son ventre resta très volumineux et très dur après l'accouchement; on diagnostiqua alors une tumeur de l'ovaire, elle resta depuis cette époque jusqu'à sa mort (7 février 1864) presque continuellement alitée et succomba en présentant des phénomènes d'hydropisie. A l'autopsie on trouva du liquide hydropique dans les plèvres et dans la cavité abdominale, mais aucune généralisation du carcinome aux autres organes. Les deux ovaires étaient dégénérés et étaient transformés en deux tumeurs du volume d'une tête d'adulte, mais qui toutefois avaient encore conservé passablement la forme des ovaires. A la coupe ces tumeurs présentaient une masse résistante de couleur rouge brun sans cavités kystiques. Au microscope on reconnut qu'elles étaient formées de carcinome médullaire.

OBSERVATION IX (RÉSUMÉE)

(Par **M. COATES**. The Lancet, vol. II, p. 892, 1876.)

Épithélioma cylindrique des deux ovaires; double ovariotomie.
Guérison.

Femme de 43 ans, de bonne santé antérieure, sans antécédents héréditaires.

Début en juin 1875 par des douleurs sourdes. Le ventre grossit progressivement. En juin 1876, il présentait les dimensions d'un abdomen à la fin de la gestation. Ascite abondante mais pas d'œdème des membres inférieurs.

1er juillet. Ponction qui donne issue à 9 litres d'un liquide jaunâtre. Après la ponction on constate la présence d'une tumeur du volume des 2 poings remplissant l'hypogastre.

5 août. L'ascite s'est reproduite.

Le 16. Opération. Ablation de deux tumeurs accolées mais non adhérentes. Guérison.

L'examen histologique des tumeurs a montré qu'elles étaient constituées par un stroma fibreux embrassant des masses d'aspect papillaire. Ces papilles, étudiées à la surface de la tumeur, sont pour la plupart composées; elles sont revêtues d'une couche unique d'épithélium cylindrique. Elles s'accolent volontiers entre elles pour limiter de petits kystes à paroi épithéliale.

OBSERVATION X (RÉSUMÉE)

(Par TERRIER, in 1re *série d'ovariotomie. Rev. chir.*, 1882, t. II, p. 364).

Tumeur polykystique végétante de l'ovaire.

M. C..., 28 ans 1/2; 2 ponctions d'ascite abondante de 5 et 7 litres.

Opération, le 17 janvier 1876; après évacuation de 10 litres (3e ponction) de liquide ascitique, ablation d'une tumeur polykystique présentant sur quelques points des productions papillaires saignantes. Ces mêmes productions existaient sur l'utérus et le rectum au niveau du cul-de-sac recto-utérin.

Ces productions ont été examinées par M. Malassez. « Elles sont formées d'un stroma fibreux, calcifié par points, entourant des cavités kystiques tapissées par un épithélium cylindrique et offrant des végétations; en un mot, il s'agissait de productions analogues à celles de l'intérieur des ovaires.

OBSERVATION XI (RÉSUMÉE)

(Par OLSHAUSEN, in *Handb. der Frauen Krankheiten de Billroth*, t. VI, p. 157.)

Papillome de l'ovaire. Ascite. Ovariotomie. Guérison.

Femme de 35 ans, dont la tumeur, pesant à peine 2 kilogr., était formée par un kyste végétant sans loge kystique, d'un volume notable. 9 jours avant l'extirpation du kyste on avait retiré à la malade 45 litres d'un liquide ascitique limpide, de couleur jaune clair et 2 jours avant l'ovariotomie la plaie, faite par le trocart, s'était rouverte spontanément et avait laissé écouler de nouveau 10 à 15 litres de liquide ascitique. Lorsqu'on fit l'opération, on enleva encore 7 litres de liquide ascitique. Après l'extirpation de la tumeur qui du reste n'était pas adhérente, l'ascite ne se reproduisit plus jamais.

OBSERVATION XII (RÉSUMÉE)

(Par G. POUPINEL, in *De la généralis. des kystes et tumeurs épithél. de l'ovaire.* Th. Paris, 1886, p. 51.)

Tumeur kystique cancéreuse de l'ovaire droit. Ascite ; généralisation à la plèvre et au poumon droit.

Tumeur ovarique développée en 2 mois chez une femme de 40 ans, sans antécédents cancéreux personnels ou héréditaires. Etat général mauvais, cachexie, amaigrissement. Ponction le 18 juin 1885 (2,500 gr. de liquide brunâtre). Un peu d'ascite. Pleurésie droite constatée le 24 juin. Mort le 11 juillet 1885.

Autopsie. — Un peu d'ascite, adhérences pariétales et intestinales (colon transverse). Tumeur composée de tissu rougeâtre, spongieux, très friable, et creusée de larges loges qui contiennent un liquide couleur chocolat. La base de la tumeur se confond avec le ligament large et l'ovaire du côté droit; ovaire gauche normal.

Noyaux cancéreux dans le poumon droit et la plèvre du même côté.

Observation XIII (résumée)

(in *Ovarian diseases*, par Spencer Wells. London, 1882, p. 53.)

Cancer des deux ovaires. Ascite.

Tumeur développée depuis 3 ans ; œdème des membres inférieurs, ascite. Au toucher, plusieurs masses solides, fixes, en arrière de l'utérus. Affaiblissement graduel. Mort.

Autopsie. — Les deux ovaires contiennent plusieurs kystes, les uns simples, les autres prolifères (Aitken). Il existait aussi une masse de nature maligne ayant atteint et englobé le rectum.

Observation XIV (résumée)

(In *Ovarian diseases*, par Spencer Wells. London, 1882, p. 54).

Cancer de l'ovaire gauche avec ascite.

Tumeur ayant débuté il y a 12 mois. Ascite ayant nécessité cinq ponctions. Une ponction après son entrée à l'hôpital évacue 16 pintes de liquide jaunâtre, de densité égale à 1,020, fortement albumineux et contenant des globules rouges et blancs. Malade meurt épuisée.

Autopsie. — Productions cancéreuses sur le péritoine et volumineuse tumeur polykystique de l'ovaire gauche, adhérente à la vessie, au rectum et au bassin. L'ovaire droit était aussi le siège de dégénérescence kystique. La tumeur de l'ovaire gauche, examinée avec soin, avait en certains endroits absolument l'apparence du carcinome.

Observation XV (résumée)

(Par BRIGHT, in *Guy's hospit. reports*, 1838).

Carcinome kystique de l'ovaire. Ascite sanguinolente.

Noyaux cancéreux au pourtour de l'ombilic.

Ovaire kystique avec des parties solides; dépôts carcinoma-teux sur le péritoine; en particulier dans le bassin. Ascite san-guinolente.

Généralisation à la plèvre costale.

Observation XVI (résumée)

(In *Ovarian diseases*, par SPENCER WELLS, 1882, London, p. 102).

Kystes ovariques. Cancer du péritoine. Ascite sanguinolente.

En janvier 1869 ponction; 11 pintes de liquide sanguinolent. Incision exploratrice le 18 février. Péritoine très épaissi, ascite sanguinolente. Kyste multiloculaire adhérent à tous les organes pelviens et ouvert dans le péritoine. Quelques nodules cancé-reux disséminés sur les parois kystiques. Mort 60 ans après l'opération.

Autopsie. — Péritonite chronique. Cancer (fongus médul-laire) du mésocolon transverse. Kyste multiloculaire de l'ovaire droit, du volume d'une tête de fœtus. Les kystes contiennent peu de liquide et surtout de la matière cancéreuse. En un point du fond de l'utérus noyau cancéreux. Kyste de l'ovaire gauche du volume d'une noix.

Observation XVII (résumée)

(Par M. le Dr Nicaise. *Bull. soc. chirurg.*, 13 juillet 1881, p. 555).

*Tumeur fibreuse de l'ovaire gauche, avec quelques petits kystes.
Ascite. Ovariotomie. Guérison.*

Femme, journalière, remarqua en 1868 qu'elle portait dans le ventre une tumeur dure, mobile, du volume d'une pomme. Jusqu'en 1879 elle ne s'inquiète pas de sa tumeur.

Il y a 2 ans, la malade éprouva quelques coliques et retrouva sa tumeur un peu plus volumineuse qu'autrefois.

En janvier 1881, douleurs de ventre très violentes, affaiblissement, amaigrissement, cesse de travailler; c'est alors que le ventre augmente rapidement de volume, l'œdème des membres inférieurs apparut et la marche fut impossible.

La malade entre à l'hôpital Laënnec, une ponction évacua 15 litres d'un liquide citrin, transparent, fluide. Au bout de quelques jours l'ascite s'était en partie reproduite; on pouvait néanmoins constater l'existence d'une tumeur dure, mobile, ballotante dans la cavité abdominale.

Opération le 8 juillet. Tumeur fibreuse (fibro-sarcome) homogène, sauf quelques petits kystes situés près du pédicule.

Observation XVIII (résumée)

(Par J. Veit. *Uber einige bemerkenswerthe Ovariotomien*, in *Berlin. Klin. Wochensc.*, 1876, n° 50, p. 717, n° 51, p. 736, n° 52, p. 751).

Fibrome de l'ovaire.

Fibrome de l'ovaire droit avec ascite considérable chez une femme d'une quarantaine d'années. Ovariotomie. Abandon du pédicule dans l'abdomen. Guérison. Il n'y eut un léger mouvement fébrile que du 3° au 5° jour après la gastrotomie qui avait été pratiquée le 23 juillet. Mais du 7 au 13 août, l'opérée eut un peu de fièvre le soir par suite de la formation d'un exsudat à droite de l'utérus. 4 semaines après l'ovariotomie, la résorption de l'épanchement était complète et la patiente se levait. Chose curieuse dans les premiers jours, qui suivirent l'opération, on constata la reproduction du liquide ascitique, mais il ne tarda pas à disparaître.

(An. in *Rev. Hayem,* 1878, t. XII, p. 568).

OBSERVATION XIX

(Due à l'obligeance de notre ami HARTMANN, prosecteur de la Faculté.)

Cysto-carcinome de l'ovaire, généralisation au péritoine. Ascite abondante, ponctions multiples. Mort par embolie pulmonaire.

La nommée Vach..., âgée de 41 ans, est entrée le 22 mars 1883 à l'hôpital Bichat, salle Chassaignac, lit n° 6, service de M. le Dr Terrier.

Antécédents. — Réglée à 15 ans, ses règles se sont toujours montrées régulières. Bonne santé habituelle.

Une variole peu grave en 1871 constitue tout son passé morbide.

Le début de la maladie pour laquelle elle a été adressée à l'hôpital paraît remonter à deux ans et demi. C'est à cette époque qu'elle remarqua l'accroissement de volume de son ventre. Tourmentée par des peines d'ordre affectif, elle commença dès lors à perdre l'appétit, à souffrir d'insomnies persistantes, et maigrit.

En décembre 1882, le ventre prit un développement plus

marqué qui est allé depuis s'accentuant peu à peu. Elle a été obligée d'élargir la ceinture de ses vêtements à plusieurs reprises.

Il y a 3 semaines une ponction pratiquée à gauche de la ligne médiane donna 500 gr. d'un liquide semblable à de l'urine. A ce moment on cessa l'évacuation, le liquide prenant une teinte sanguinolente de plus en plus foncée. Après la ponction la persistance du trajet laissé par le passage du trocart donna lieu à un écoulement séreux assez abondant qui dura deux jours.

Le 17 mars la malade a eu ses règles, aussitôt le ventre a recommencé à grossir, il est devenu rapidement dur et tendu.

A part quelques douleurs peu prononcées, localisées à l'hypo-chondre droit et un léger œdème du membre inférieur gauche, la malade n'avait été autrement incommodée jusque-là que par le volume de son ventre. Mais après la ponction, elle se plai-gnit de vives douleurs dans l'abdomen, douleurs en ceinture, de caractère constrictif, avec sensation de tiraillement à l'épi-gastre.

En même temps l'œdème reparut à la jambe gauche ; la malade accusa des envies fréquentes d'uriner. Depuis huit jours sentant ses forces faiblir, elle s'est alitée.

23 mars. Une ponction pratiquée par M. Richelot donne issue à 10 litres de liquide sanguinolent et à du sang à peu près pur à la fin de l'évacuation.

10 avril. Le ventre est redevenu très volumineux. La zone de matité est délimitée supérieurement par une ligne concave en haut. Il y a de l'œdème des membres inférieurs et de la vulve.

Les urines, rares, (à peine 350 gr.) ne contiennent ni sucre ni albumine.

On pratique une seconde ponction avec l'aspirateur Potain, sur la ligne médiane entre l'ombilic et le pubis. Il s'écoule 10 litres d'un liquide jaunâtre, un peu rosé, mais nullement vis-queux. L'orifice continuant à laisser suinter le liquide on place un point de suture et l'écoulement s'arrête.

Le diagnostic porté est le suivant ; ascite symptomatique d'une tumeur du petit bassin.

Le 11. Le toucher vaginal permet de constater les signes suivants : utérus immobile ; tuméfaction douloureuse dans le cul-de-sac postérieur.

Le liquide de la ponction méthodiquement examiné offre les caractères que voici : Il est de couleur jaune citrin ; on voit flotter, disséminés dans la masse liquide des flocons fibrineux ; quelques-uns sont de couleur rouge. Ce liquide mousse par l'agitation et n'est nullement visqueux.

Il fournit par l'acide nitrique, l'alcool et la chaleur un précipité albumineux, abondant, insoluble dans l'acide acétique. Traité par l'ammoniaque ou l'éther, le liquide redevient transparent. Au microscope : des globules sanguins, quelques rares leucocytes, quelques amas granuleux, des gouttelettes graisseuses, et c'est là tout.

5 mai. Une 3ᵉ ponction donne 6 litres 1/2 de liquide sanguinolent. Après un soulagement de courte durée, l'épanchement intra-abdominal et l'œdème des membres inférieurs se reproduisent.

Le 14. Tuméfaction considérable du ventre, œdème énorme des membres inférieurs et de la paroi abdominale. Urines rares.

Le 16. La malade fut prise en s'asseyant d'une dyspnée intense avec sueurs froides et cyanose rapide. Mort deux heures après.

Autopsie. — Epanchement séro-sanguinolent dans le péritoine.

L'épiploon, très épaissi, contient un grand nombre de tumeurs molles, grisâtres, d'aspect encéphaloïde.

Le péritoine pariétal présente disséminées irrégulièrement des tumeurs du volume d'un pois ou d'une lentille.

Le petit bassin est rempli par une masse molle, grisâtre, mamelonnée, en forme de choux-fleurs, au milieu de laquelle les organes pelviens sont perdus et emprisonnés.

L'utérus, quoique englobé par la tumeur est sain.

L'ovaire gauche, la vessie sont sains.

L'ovaire droit présente à sa partie supérieure un kyste du volume d'une petite mandarine et contenant un liquide ressemblant à de la mayonnaise tournée; à côté de ce kyste se trouve une petite poche kystique remplie de liquide verdâtre.

Le péritoine et toute la tumeur sont indépendants et libres de toute adhérence aux plans osseux du bassin.

Le rectum, et le reste du tube digestif sont sains.

Le foie parait normal.

Congestion pulmonaire surtout prononcée à droite. Embolie des veines pulmonaires. Le caillot embolique s'est arrêté à cheval sur l'éperon de bifurcation d'une des veines à sa sortie du hile.

Le cœur est sain.

OBSERVATION XX (INÉDITE)

(Communiquée par notre ami, M. HARTMANN, prosecteur à la Faculté.)

Cancer de l'ovaire. Ascite.

M..., âgée de 32 ans, entre le 8 juillet 1883, dans le service de M. Terrier, à l'hôpital Bichat, salle Chassaignac, lit n° 19, pour s'y faire traiter d'une tumeur abdominale.

Réglée à 17 ans, un peu irrégulièrement. Pas de grossesse à terme. En novembre 1881, une fausse couche de 3 mois.

Depuis 3 à 4 mois, le ventre augmente insensiblement, au début sans douleur. Mais dans les 2 derniers mois l'accroissement a été plus rapide et s'est accompagné de douleurs dans l'abdomen et les reins. En même temps l'état général est devenu moins bon, l'appétit a diminué, les forces aussi et 8 jours avant son entrée à l'hôpital, la malade avait été obligée de cesser tout travail.

A l'entrée de la malade à l'hôpital, on constate une augmentation notable dans le volume du ventre. Celui-ci est régulièrement développé, présente à sa surface des vergetures et à droite de légères dilatations veineuses. La circonférence ombilicale est de 122 cent.

De l'appendice xiphoïde à l'ombilic il y a 22 cent. ; de l'ombilic au pubis 23 cent.

Fluctuation d'un côté à l'autre du ventre. Matité dans les parties déclives. Pas de tumeur au palper abdominal.

Mais, au toucher vaginal, on trouve, dans le cul-de-sac postérieur, une masse dure, immobile.

3 ponctions faites successivement, à 15 jours d'intervalle, évacuent chacune environ 12 à 13 litres de liquide clair et citrin. On peut alors constater l'existence de masses dures au niveau de l'ovaire droit ; masses qui donnent, quand l'ascite commence à se reproduire la sensation de ballotement.

Une 4° ponction, faite le 27 août, donne un liquide sanguinolent.

La malade, arrivée rapidement à un degré de cachexie extrême, demande à ce moment son exeat et meurt chez elle dans les premiers jours de septembre.

OBSERVATION XXI (INÉDITE)

Les détails cliniques de cette observation nous ont été communiqués par notre ami, M. HARTMANN, prosecteur à la Faculté. Nous avons fait l'examen anatomo-pathologique avec l'aide de notre maître et ami M. le Dʳ GILBERT.)

Cancer de l'ovaire ; pleurésie double. Ovariotomie. Mort. Autopsie.

La nommée Bernhausen, âgée de 33 ans, est entrée à l'hôpital Lariboisière, le 26 juin 1886, salle Sainte-Marthe, lit n° 18, service de M. le Dʳ Duplay.

Il y a 16 mois que cette femme a remarqué que son ventre grossissait. Depuis cette époque elle se plaint d'avoir les digestions pénibles ; constipation habituelle.

Depuis cinq semaines l'accroissement de volume du ventre a progressé rapidement.

Cette femme avant l'apparition de ces accidents avait toujours été bien portante ; réglée à 18 ans et toujours bien réglée, elle n'a jamais fait de fausse couche. Accouchement à terme en décembre 1883. Ses antécédents personnels sont donc nuls. Il en est de même de ses antécédents héréditaires.

Etat de la malade à son entrée à l'hôpital (27 juin 1886). — Le ventre est très développé, un peu étalé. La peau de l'abdomen a son aspect normal ; on ne voit pas de réseau veineux sous-cutané ; l'ombilic est en partie déplissé.

Par la percussion on constate une matité très étendue occupant les régions inférieures de l'abdomen et limitée supérieurement par une ligne sinueuse qui laisse sonores les régions de l'épigastre et la moitié supérieure de la zone ombilicale, l'hypochondre droit et la partie antérieure du flanc correspondant.

Le phénomène du flot est facile à produire. Le liquide se déplace et suit les changements d'attitude de la malade.

L'examen du ventre par la palpation fournit les renseignements suivants : la main déplace tout d'abord une couche de liquide ascitique, puis s'arrête sur une tumeur dure, mobile, arrondie occupant la région hypogastrique.

Toucher vaginal. — Le col garde sa situation normale ; les culs-de-sac sont libres ; en avant du col on sent nettement la tumeur ; il ne semble pas qu'on puisse la mobiliser indépendamment de l'utérus qui se déplace avec elle.

Le ventre n'est pas douloureux, ni spontanément, ni à la pression ; mais la malade accuse de vives douleurs dans les lombes et la partie supérieure de la cuisse droite. Ces douleurs sont assez intenses pour troubler fréquemment le sommeil ; l'appétit est très inégal ; le facies est amaigri, les traits sont tirés.

Tous les autres organes sont sains.

26 juin. Ponction qui donne issue à deux litres 1/4 de liquide, de couleur jaune très foncée et pâlissant par le repos et laissant déposer un coagulum fibrineux, tremblotant.

Ce liquide mousse facilement quand on l'agite, n'est pas visqueux; il est de réaction alcaline. Densité, 1015. Il contient de nombreux globules rouges et comme on les retrouve en égale proportion dans les 2 litres recueillis séparément, on ne saurait douter de leur préexistence à la ponction dans le liquide ascitique. L'ascide nitrique fournit un précipité d'albumine très abondant. Pas d'urée.

8 juillet. La malade se plaint d'une diarrhée abondante qui persiste depuis 3 jours.

Le 24. On constate de la matité et du souffle aux 2 bases. Depuis 6 jours, la diarrhée a disparu; mais le liquide ascitique s'est reproduit et la tuméfaction du ventre semble plus considérable qu'elle n'était il y a un mois, lors de la première ponction. La malade se plaint de vives douleurs dans le ventre, d'insomnie : l'appétit est nul.

Le 25. Ponction qui donne issue à 7 litres 1/2 de liquide ayant les mêmes caractères que celui de la 1re ponction. On constate alors que le volume de la tumeur a progressé; elle remplit l'hypogastre et remonte jusqu'à l'ombilic. Elle est médiane, dure, lisse, avec quelques légères bosselures et toujours mobile.

En août, la malade allant s'affaiblissant de plus en plus et ayant un épanchement pleural assez abondant, M. Brun fait une incision exploratrice et trouve une masse solide sans adhérence qu'il enlève facilement.

La malade meurt peu de jours après l'opération. A l'autopsie, pas de généralisation. Epanchement séreux dans la plèvre sans granulations à sa surface.

Examen histologique de la tumeur. — Cet examen a porté sur un seul fragment de la tumeur; on y distingue 2 couches; l'une externe conjonctive, l'autre interne cancéreuse.

1° *Couche conjonctive*. — Cette couche est formée d'un tissu conjonctif adulte au sein duquel on distingue quelques fibres musculaires lisses et quelques éléments élastiques ; près de la surface libre de la tumeur les éléments élastiques se condensent de façon à constituer une bande élastique vivement colorée en jaune par le picro-carmin. Cette couche renferme un grand nombre de vaisseaux artériels et veineux, surtout un grand nombre de vaisseaux capillaires dilatés et comme sculptés dans son épaisseur. Sur le fragment de tumeur qui a été examiné, la couche épithéliale qui tapisse habituellement la face externe des tumeurs ovariques faisait absolument défaut :

2° *Couche cancéreuse.* — Cette couche a la structure du carcinome alvéolaire vulgaire ; le stroma y est peu épais et limite des cavités alvéolaires de dimensions inégales et généralement assez grandes ; il ne contient qu'une faible quantité de vaisseaux. Les cavités alvéolaires renferment des éléments néoplasiques qui par place sont nécrobiosés et ne se laissent point colorer par les réactifs, mais qui ailleurs, et particulièrement au voisinage immédiat des vaisseaux sont vivaces et bien colorés ; ils sont presque tous de petite taille, leur forme est extrêmement variable, leurs noyaux sont colorés en rose par le picro-carmin et leur protoplasma finement granuleux, en jaune clair.

Observation XXII (inédite)

(Communiquée par notre ami M. Hartmann, prosecteur à la Faculté.)

*Cancer des ovaires. Noyaux secondaires dans le péritoine :
Ascite. Mort. Autopsie.*

La nommée Poitevin, âgée de 45 ans, est entrée le 9 juin 1883 à l'hôpital Bichat, salle Chassaignac, lit n° 25, dans le service de M. le Dr Terrier.

Antécédents. — Réglée à 13 ans ; mariée à 20 ans, elle a eu trois enfants, les suites de couches ont toujours été bonnes.

G.   7

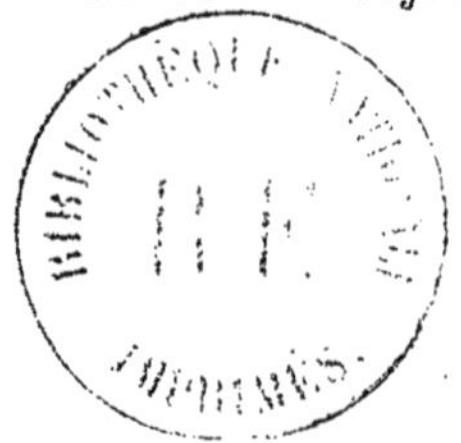

Au mois de septembre 1869 elle fut prise de douleurs de ventre et de constipation. Ces troubles durèrent trois mois, puis
s'amendèrent pour quelque temps. Mais les douleurs de ventre
ne tardèrent pas à reparaître ; elles ont toujours persisté depuis.
Il y a trois mois, vers la fin du mois de mars 1883, œdème du
membre inférieur gauche accompagné de vives douleurs dans la
cuisse. Cette phlegmatia obligea la malade à garder le lit durant
trente et quelques jours ; l'œdème ne disparut complètement
qu'au bout de deux mois.

La malade a eu ses règles en avril 1883 ; elles n'ont pas reparu depuis cette époque.

Elle urine peu à la fois et assez fréquemment; parfois, elle
souffre beaucoup pendant la miction.

Elle éprouve de temps à autre des douleurs dans le bas-ventre ; ce sont des coliques que la malade compare à celles de
l'accouchement.

Depuis cinq mois, elle a beaucoup maigri; son appétit est
médiocre, elle tousse un peu.

Etat actuel. — (10 juin 1883). Le ventre est inégalement développé ; il est plus saillant à droite. On y constate la présence
d'une tumeur dure, douloureuse, ayant le volume d'un œuf,
située à quatre travers de doigt au-dessous de l'ombilic. On
trouve dans l'abdomen, plusieurs autres tumeurs de moindre
volume, l'une d'elles, de la grosseur d'une noix, est placée à droite
de la ligne médiane ; on peut la faire glisser sous la paroi. Les
régions des flancs droit et gauche sont mates à la percussion,
et cette matité se prolonge jusque dans la région hypogastrique.
Cette matité est due manifestement à une couche de liquide
ascitique que la main déplace avant d'arriver sur les tumeurs.

Par *le toucher vaginal,* on constate que l'utérus est abaissé
et fixé ; les culs-de-sac sont comblés par des tumeurs résistantes, fermes, non douloureuses.

La circonférence de l'abdomen mesure le 15 juin, au niveau
de l'ombilic, 88 cent.

2 juillet, douleurs très vives dans le ventre ; vomissements bilieux durant 3 jours. Œdème de la jambe droite, puis de la gauche ; l'ascite augmente. Appétit nul, albuminurie légère.

Le 12. L'état général semble un peu amélioré mais l'œdème des membres inférieurs s'accentue.

Le 15. Plus d'albumine dans l'urine.

Le 28. *Opération* : Anesthésie ; incision médiane ; à l'ouverture du péritoine, le liquide ascitique s'échappe à travers la plaie. On tombe sur l'épiploon qui est rempli de masses rouges, bourgeonnantes et de petits kystes dont quelques-uns sont ouverts. On trouve des productions analogues dans le petit bassin, surtout dans la moitié droite ; en arrière elles adhèrent étroitement aux parois. Durée de l'opération : 20 minutes.

Le soir, temp. 38°,4 ; Pouls, 108 ; Resp. 28, pas de vomissements ; soif vive.

Le 29. Après une injection hypodermique de morphine d'un quart de seringue, la nuit a été calme. Pas de douleurs. Dans la journée, émission de gaz par l'anus. T. 38°, le matin ; 38°,4 le soir. P. 112 et 118 ; R. 30.

Le 30. Nuit assez calme. La malade demande à manger. T. 38° et 37°,7 ; Pouls, 108 et 112 ; R. 30 et 28.

Le soir, quelques douleurs dans le ventre qui est légèrement tendu. Pas de vomissements.

Le 31, T. 37°,5 et 37°,6 ; P. 104 et 100 ; R. 28 et 30, Diarrhée, pas de coliques.

1er août. T. 37°,5 et 37°,7 ; la diarrhée a diminué.

Le 2. T. 37°,5 et 38°,5. Apparition d'une tuméfaction de la région parotidienne avec rougeur à la peau, douleur vive à la pression. Plus de diarrhée.

On enlève 3 fils superficiels et 4 des 8 fils profonds.

Le soir, la région parotidienne est le siège d'un empâtement très marqué ; les douleurs y sont vives.

Le 3. T. 38°,6 ; 39°,1.

Le 4. T. 39°,1 ; 39°,9. On enlève les derniers fils profonds.

Le 6. Évacuation de peu de pus par le conduit auditif. La

malade se plaint de rejeter les liquides par le nez pendant qu'elle boit.

Le 8, incision du phlegmon parotidien. Mort le 22.

Autopsie : Poumons et cœur sains, à la surface du péritoine pariétal, du mésentère et de l'épiploon petits noyaux cancéreux disséminés.

Le bassin est rempli par une masse adhérente à la paroi postérieure de l'excavation. Cette masse apparaît constituée par deux parties, accolées en arrière de l'utérus mais faciles à séparer. A la partie antérieure de la tumeur on aperçoit les trompes. Les tumeurs paraissent donc formées aux dépens des ovaires dont il ne reste aucun vestige. Elles sont constituées par des masses d'un blanc grisâtre, de consistance variable et par un certain nombre de loges kystiques dont les plus grosses atteignent le volume du poing et contiennent un liquide assez analogue d'aspect au liquide des kystes ovariques.

La surface de l'utérus est parsemée de nodules semblables à ceux disséminés dans le péritoine.

OBSERVATION XXIII (INÉDITE)

(Communiquée par M. VALAT, interne de M. le Dr TERRILLON)

Sarcome de l'ovaire. — Ascite.

La nommée B..., Madeleine, journalière, âgée de 56 ans, entre le 10 février 1887 dans le service de M. le Dr Terrillon, salle Lallemand, lit n° 16.

Père mort de la poitrine à 30 ans.

Mère morte à 38 ans de rhumatismes.

Trois sœurs de 58 ans ; 54 ans ; 52 ans.

Trois autres sœurs mortes à 1, 2 et 3 ans.

Bonne santé habituelle. Réglée à 18 ans, règles régulières ;

mariée à 35 ans elle a eu 2 garçons bien portants et une fille qui a 17 ans et est épileptique.

Elle entre à l'hôpital pour une tumeur abdominale et raconte que sa tumeur a débuté il y a 6 mois ; lors du début de la tumeur la malade a éprouvé des douleurs violentes dans le bas-ventre s'irradiant vers les reins ; elle éprouvait aussi des douleurs dans les seins qui étaient devenus gros et durs ; la malade ne pouvait se mettre dans le décubitus latéral ; elle avait de plus des vomissements bilieux qui revenaient à des intervalles irréguliers. Un mois après le début de la tumeur abdominale la malade a eu des métrorrhagies qui venaient irrégulièrement tous les jours, tous les deux jours tantôt peu abondantes, tantôt très abondantes, surtout lorsque la malade travaillait. Depuis le début de la maladie la santé s'est altérée, la malade a maigri.

Aujourd'hui, 13 février, la malade présente l'état suivant : pas très amaigrie ; abdomen augmenté considérablement de volume, régulièrement dilaté ; la peau de l'abdomen est œdémateuse, la cicatrice ombilicale ne présente plus ses plis normaux, il y a un peu de dilatation des veines sous-cutanées. Circonférence de l'abdomen au niveau de l'ombilic, 104 cent.

A la palpation on sent dans la partie sous-ombilicale de l'abdomen une énorme masse qui donne la sensation d'une tumeur solide, régulière à sa surface ; partout la paroi abdominale se laisse déplacer au-dessus de la tumeur. Au-dessus de l'ombilic en déprimant fortement la paroi abdominale on sent la tumeur qui est arrondie et lisse. A gauche de l'ombilic et se dirigeant vers le flanc il existe une région qui se laisse facilement déprimer, mate à la percussion et donnant une sensation très nette de fluctuation. La matité ne se déplace pas par les changements de position.

A la percussion il existe une matité absolue dans toute l'étendue de la tumeur et une sensation très nette de fluctuation à gauche de l'ombilic dans la région que nous avons décrite plus haut. Au-dessus de la tumeur, sonorité normale remontant vers l'épigastre, sur les parties latérales, la zone de sonorité contourne la tumeur pour descendre jusque dans les fosses iliaques. Au toucher vaginal on constate que le col est un peu abaissé, refoulé en avant contre le pubis, qu'il est légèrement augmenté de volume, un peu entr'ouvert et permet l'introduction de la pulpe de l'index; sa consistance est normale, sa mobilité est très diminuée. Dans le cul-de-sac postérieur on sent une masse volumineuse lisse. Le cul-de-sac antérieur est libre.

Signes fonctionnels. — Depuis l'apparition de la tumeur la malade éprouve des douleurs qui ont beaucoup augmenté depuis un mois. Ces douleurs siègent en 3 points principaux que la malade indique avec la main; un sur la ligne médiane un peu au-dessus de l'ombilic, les deux autres siègent dans les fosses iliaques; ces douleurs s'irradient vers les reins et empêchaient parfois la malade de dormir. Les métrorrhagies venues peu de temps après l'apparition de la tumeur, se montrent irrégulièrement et sont en général fort abondantes.

L'état général est encore assez bon, les jambes sont cependant œdématiées à la partie postérieure. L'appétit est en partie conservé, mais aussitôt après le repas la malade éprouve des douleurs dans le ventre; elle est constipée et reste quelquefois 5 ou 6 jours sans aller à la garde-robe. La miction est gênée, cependant on n'a jamais été obligé de sonder la malade pour la faire uriner. Le cœur et les poumons n'ont pas de lésions.

21 février. Le ventre a augmenté de volume, la peau présente de très fines arborisations vasculaires qui ont augmenté depuis l'entrée de la malade à l'hôpital. L'œdème a gagné les cuisses; les douleurs empêchent la malade de dormir; les digestions sont très laborieuses; la constipation opiniâtre; la malade ne va à la garde-robe qu'avec des lavements. Les métrorrhagies ont cessé.

On fait une ponction dans la partie la plus fluctuante de l'abdomen, il s'écoule 7 litres de liquide; au commencement le liquide avait la couleur de la bière brune; un peu plus tard il s'est coloré par le sang, à la fin le liquide avait la couleur et la fluidité du liquide ascitique.

Le 22. La malade respire mieux, les aliments sont mieux digérés, la malade n'a pas dormi de la nuit à cause des douleurs, la paroi abdominale se laisse maintenant déprimer et on sent une tumeur du volume d'une tête d'adulte ; elle est bosselée et occupe surtout la moitié droite de l'abdomen. La fluctuation existe encore en haut et à gauche. Constipation opiniâtre.

Le 27. Etat général altéré, figure terreuse, l'amaigrissement s'accentue, douleurs abdominales très intenses. La malade localise ses douleurs au-dessous de l'ombilic. La veille, elle a eu des vomissements. Depuis trois jours le membre inférieur gauche et la grande lèvre du même côté sont enflés.

2 mars. L'état général s'altère très rapidement ; la tumeur abdominale fait des progrès rapides ; la circonférence de l'abdomen 109 cent. La circulation sous-cutanée est très développée, les parois abdominales sont œdématiées, chaudes au toucher, présentant de fines arborisations veineuses.

Le liquide de la ponction a été examiné par M. Génevrier, interne en pharmacie au service de M. le Dr Terrillon, voici l'analyse qu'il a bien voulu nous communiquer :

Examen microscopique du liquide.

Dans le liquide le premier écoulé ainsi que dans le liquide qui s'est écoulé en dernier lieu, on trouve les mêmes éléments qui sont quelques cellules épithéliales et des gouttelettes graisseuses.

Analyse du premier liquide écoulé en premier lieu.

Extrait sec...   45 gr., par litre
Cendres ......   7 gr., par litre

Analyse du liquide écoulé en dernier lieu.

Extrait sec...   47 gr.

Observation XXIV (résumée)

(Par Leopold Gerhard, in *Arch. für gyn.* T. VI, F. 2, p. 205.)

Sarcome de l'ovaire. Ascite.

Oechmigen, âgée de 19 ans 3/4 ; n'a jamais avorté et jamais eu d'enfants. Réglée à 16 ans, depuis régulierement et sans douleurs ; à partir de l'âge de 17 à 19 ans, les règles cessèrent.

A 19 ans, les règles reparurent tous les 15 jours ou 3 semaines sans douleurs. Son ventre augmenta de volume au commencement du mois de juin 1873 et la malade éprouva des douleurs dans la région abdominale inférieure droite ; la malade s'alita quelque temps puis les douleurs cessèrent ; on reconnut que ces douleurs provenaient d'une thrombose de la veine hypogastrique droite. Il se produisit, en même temps, une ascite considérable ; on fit la ponction et on retira 500 grammes du liquide ascitique. La malade mourut le 6 août 1873 en présentant les symptômes d'une embolie de l'artère pulmonaire.

A l'autopsie, on trouve que la tumeur siégeait à la place de l'ovaire droit, son pédicule est passablement large, la tumeur n'avait pas contracté d'adhérences et le péritoine n'était pas malade. L'ovaire gauche est de volume normal.

L'artère pulmonaire est remplie de sang coagulé depuis son origine jusqu'à ses petites ramifications ; depuis le point où cette artère se divise ces caillots adhéraient fortement à ses parois.

Observation XXV

(Par Olshausen, in *Billroth Handb. der Frauen Krankheiten*, p. 424.)

Sarcome de l'ovaire. Ascite légère.

Madame Stoss, âgée de vingt-sept ans, paysanne, est réglée depuis l'âge de quinze ans ; pendant deux ans de mariage elle n'a plus été réglée ; la menstruation fut régulière jusqu'au mois d'août 1875 ; au printemps 1875, le ventre devint volumineux et douloureux à la pression. Pendant l'été 1875 on put observer la production d'une tumeur abdominale dure, et ses forces diminuèrent considérablement ; les règles cessèrent alors et le ventre augmenta subitement de volume, devint douloureux et la malade fut prise de fièvre ; elle garda le lit pendant 8 jours. Après 3 mois, les règles revinrent régulièrement et les douleurs disparurent, mais le ventre continua à augmenter de volume.

Au mois de mai 1876, on put observer dans l'abdomen une tumeur indolore, dure, de contours sphériques et d'un volume d'un utérus gravide de 7 mois ; on pouvait observer du côté droit de la tumeur une partie proéminente. La tumeur occupait un peu plus la partie droite de l'abdomen que la partie gauche ; elle présentait la consistance d'un fibrome et une grande mobilité latérale ; la plus grande circonférence du ventre était au-dessous de l'ombilic, de 87 cent. 5 ; la distance de la symphyse à l'ombilic de 18 cent. La base de la tumeur était à 11 cent. au-dessus de l'ombilic.

On pouvait en outre constater facilement une petite quantité de liquide ascitique dans la cavité abdominale. La malade avait en outre une hernie ombilicale qui n'était pas complètement réductible.

Par le vagin on ne pouvait atteindre que difficilement la

tumeur ; la cavité du petit bassin était libre ; l'utérus était un peu en rétroversion ; les mouvements de latéralité imprimés à la tumeur ne se communiquaient pas à l'utérus.

On fit la laparotomie le 16 mai 1876 : le liquide ascitique s'écoula abondamment, pas d'adhérences, excepté à la partie supérieure de la tumeur avec l'épiploon ; le pédicule est de longueur moyenne. L'autre ovaire, le gauche, avait un volume 4 fois plus grand qu'à l'état normal, présentait une dégénérescence kystique et fut également enlevé en laissant la trompe ; il n'y avait qu'un seul kyste. Après l'opération il y eut un peu de fièvre qui dura, avec des oscillations, pendant 5 semaines environ ; sept semaines après l'opération, la malade sortit guérie, et 6 mois après l'opération, elle donna de ses nouvelles en disant qu'elle se portait bien.

La tumeur était presque complètement solide ; elle ne présentait à la coupe que deux kystes du volume d'une petite pomme, kystes qui étaient sans aucun doute des kystes de ramollissement. La partie postérieure de la tumeur était un peu aplatie ; le pédicule avait la même conformation que celui des kystes de l'ovaire. L'examen microscopique démontra qu'elle avait la structure d'un sarcome à cellules fusiformes avec quelques cellules rondes.

OBSERVATION XXVI

(Par OLSHAUSEN, in Billroth Handb. der Frauen Krankheiten, p. 425.)

Sarcome kystique de l'ovaire. Ascite. Drainage vaginal. Guérison.

Mme P...., âgée de 51 ans, n'est plus réglée depuis 6 ans. Elle a eu 7 enfants dont le plus jeune a 12 ans. Il y a 3 mois, elle remarqua une partie dure dans son abdomen, elle n'avait pas éprouvé de douleurs, mais ses forces ont faibli. Au mois de mai 1876, elle vint consulter. Son ventre gros comme celui d'une femme enceinte de 7 mois est rempli d'une certaine quantité de liquide dans lequel nage une tumeur de forme sphérique de la grosseur d'un utérus gravide de 5 mois, tumeur qui est indolore et mobile. La tumeur présente seulement à sa surface quelques saillies, toutefois les bords de la partie inférieure sont un peu plus proéminents ; par le toucher vaginal on constate que l'utérus se trouve derrière la tumeur ; il est un peu en rétroversion. La tumeur siège complètement au-dessus du petit bassin, mais on peut l'atteindre par le toucher vaginal en exerçant une pression sur elle de haut en bas.

On fit l'extirpation de la tumeur le 26 mai 1876. Il s'écoula environ 2 litres de liquide ascitique clair. La tumeur présentait quelques kystes et par l'ouverture d'un de ces kystes on obtint un liquide trouble ; la tumeur n'adhérait pas aux organes voisins, le pédicule était court et épais et siégeait dans la région gauche de l'utérus. On laissa écouler le reste du liquide ascitique par le drainage vaginal que l'on maintint ; au bout de 15 jours la malade n'eut plus de fièvre.

Le drain vaginal avait été enlevé le neuvième jour. Un an après l'opération la malade annonça qu'elle se portait bien.

La tumeur a comme dimensions 17 cent. ; 15 cent. ; 9 cent., elle est demi-sphérique avec une surface lisse ; la partie du pédicule que l'on a sectionnée a 3 ou 4 cent. de diamètre ; elle présente deux kystes du volume d'une pomme, l'un de ces kystes siège seulement un peu au-dessous de la surface de la tumeur ; la paroi interne d'un de ces kystes est rugueuse, son contour est formé d'une masse poisseuse d'une couleur rouge brun ; la paroi interne de l'autre kyste est lisse, son contenu était formé d'un liquide limpide de couleur d'ambre. Il n'y avait pas d'épithélium sur la paroi interne d'aucun de ces kystes ; à la coupe, la tumeur se présenta comme très dure et cria sous le scalpel, au point de vue microscopique, on put distinguer des parties plus dures et d'autres plus molles ; les parties les plus dures entourent comme un réseau la tumeur. Au point de vue microscopique la tumeur était formée de longues cellules fusiformes traversées par des fibres de tissu conjonctif.

INDEX BIBLIOGRAPHIQUE

ATLEE. — *Diagnosis of ovarian tumours.* Philadelphia ou London, 1873.

BOINET ET FERRAND. — Article *Ovaire*, in *Dict. encyclop. des sc. méd.* 2ᵉ série, t. XIX.

BROWN BACLIER. — *On ovarian dropsy.* London, 1862.

BARDENHEUER. — *Die peritoneal drainage,* in *Centralbl. f. Gynæk.,* nᵒ 22, 1881 et *Arch. f. Gynæk. Band* XVIII, Heft 3. (an. in Hayem, 1882, t. XX, p. 612.)

BESSIRARD. — *Etude sur l'ascite hémorrhagique.* Th. Paris, 1882.

BRIGHT. — *Observ. on abdomin. tumours.* T. II, London, **1838**.

CLEMENS. — *Sarcome médullaire de l'ovaire,* in *Deutsch. klin.,* 1853.

COBLENTZ (Hugo). — *Die papillaeren Adeno-Kystomformen, ein Bericht der inneren weiblichen sexualorgane und ihre Behandlung.* in *Zeits. f. geburts. u. Gynæk,* Band VII, Heft, 1, 1882 (an. in *Hayem,* 1882, t. XX, p. 612).

COSSY. — *Cancer colloïde des ovaires. Epanchement clair et sanguinolent alternant,* in *Bull. de la Soc. anat.,* Paris, 1876, p. 309.

ENZLER. — *Traitement de l'ascite,* in *Bayer. ärztl.* In *Bl.,* XXV nᵒ 44, 1878.

FIGUEIRA DA SILVA. — *Quelques réflexions sur la présence du sang dans les ascites.* Th. Paris, 1879 (voir art. Dolbeau, Gaz. des hôpitaux, 1866.

FLAISCHLEN. — *Des dégénérescences malignes des kystes ovariques,* in *Berlin. klin. woch.* 6 fév. 1882, nᵒ 26, p. 92.

FRERICHS. — *Uber gallert od colloïdegechwülste,* Göttinger, Studien, 1847, abt. I.

GRIVEAU. — *Etude clinique et pathogénique sur l'ascite idiopathique et en particulier sur l'ascite des jeunes filles.* Th. Paris. 1882.

GUSSEROW. — *Dégénérescence papillomateuse des deux ovaires.* in *Virchow's Arch.,* 1868.

HARTMANN.— *Fibromyome de l'ovaire, ascite,* in *Soc. anat. de Paris.* 4 janvier 1884.

HOFFMANN. — *Ueber den Eiweissgehall der ascites flüssigheiten,* in *Arch. für path. An. und Phys.,* t. LXXVIII, p. 250 (an. in H. 1880, XV, 464).

HUNTER. — *Fibrome de l'ovaire. Ovariotomie. Guérison,* in *Americ. J. of obst. and dis. of women and children,* N.-Y., avril 1876, p. 96.

KNOWSLEY THORNTON. — *Ruptures de kyste ovarique,* in Med. T. and Gaz., t. I, p. 263.

KOEBERLÉ. — Article *Ovaire,* in. *Dict. de méd. et chirurgie prat.* Paris, 1878.

LEOPOLD (Gerhard). — *Die soliden Eeierstocks geschwülste,* in *Arch. f. Gyn.* VI, fasc. 2.

LOEHLEIN. — *Dégénérescence maligne d'un kyste papillaire de l'ovaire,* in *Berl. klin. woch.,* 5 décembre 1881, n° 49, p, 420.

MALASSEZ et DE SINÉTY. — *Anatomie pathologique des kystes ovariques,* in *Arch. de physiol.*

MÉHU. — *Etude sur les liquides pathologiques de la cavité péritonéale,* in *Arch. gén. de méd.,* novembre 1877, t. II, p. 513.

— *Etude sur les liquides extraits des kystes ovariques,* in *Arch. gén. de médec.* Paris, septembre 1881.

OLSHAUSEN. — *Maladies de l'ovaire,* in *Handbuch der Frauen Krankheiten* de Billroth. t. VI, p. 157.

POUPINEL (J.). — *De la généralisation des kystes et tumeurs épithéliales de l'ovaire.* Th. Paris, 1886.

— *An. pathol. et pronostic des kystes mucoïdes de l'ovaire,* in *Rev. de chirurgie,* 1886, t. VI, p. 457.

QUÉNU. — *Anatomie pathologique des kystes non dermoïdes de l'ovaire.* Th. Paris, 1881.

— *Tumeurs végétantes des deux ovaires, corps fibreux de l'utérus. Ovario-hystérectomie ; de l'ascite dans les tumeurs abdominales* in Rev. de chir., 10 avril t. 1886, VI, p. 265.

QUINCKE. — *Ueber ascites,* in *Deuts. Archiv. für klin. medicin,* Band XXX, Heft 5 et 6, p. 569, 1882.

ROBIN. — In *Traité des humeurs normales et pathologiques.* Paris, 1872.

RUNEBERG (J.-W.). — *Sur la richesse en albumine des liquides ascitiques,* in *Deuts. Arch. f. klin. Med.,* 1883, Band *XXXIV,* Heft 1, p. 1.

SINÉTY (de). — In *Manuel de gynécologie.* Paris, 1879, p. 622 (*voir* Malassez).

SPIEGELBERG (O.). — *Zur diagnostichen Punction. Die abdominalmen cysten mit dümflüssigem, serösen Inhalte,* in *Arch. für Gynæk.* B. XIV, V.-H., p. 175, 1879, (an. in Hayem 1880, XVI, p. 188).

SCHRÖDER. — *Handbuch der Krankheiten der weibl. gechlechts organ,* in *Ziemmsen's Handb.* B. X., 1880.

SIMPSON. — *Clinic. lect. on ovarian dropsy,* in *Med. T. and gaz.* 1860.

TAIT LAWSON. — *Leçon clinique sur quelques cas d'affections abdominales chez des femmes,* in *Philad. med. T.,* 4 octobre 1884, t. XV, p. 1.

TERRIER. — 1re série de 25 ovariotomies.
     2e   »   »   »
     3e   »   »   » .
     4e   »   »   »
in *Revue de chirurgie,* 1882, 1884, 1885, 1886.

— *Rapport sur un travail de M. Quénu,* in *Bullet. et mem. ae ia Soc. de chir.,* Paris, 1885, t. XI, p. 720.

TERRILLON. — 1re *série de 33 ovariotomies,* in *Bull. et mém. de la Soc. de chir.,* Paris, 1er octobre 1884, t. X, p. 659.

— 2e *série de 35 ovariotomies,* in *Bull. et mém. de la Soc. chir.* Paris, 15 décembre 1886, t. XII, p. 904.

— *L'ascite dans les tumeurs abdominales.* Leç. clin., in *Semaine médicale,* 1885, p. 335.

THAON. — *Note sur un cas d'ascite hémorrhagique.* Nice médical, 1877, n° 6.

VEIL. — *Sur la pathogénie des ascites chyliformes.* Th. Paris, 1882.

VEIT. — *Krankheiten der weiblich. geschlechts organe,* 1867.

Wells Spencer. — *Diseases of the ovaries, their diagn. and treatment*. London, 1872.

Wernik. — *Cysto-sarcome de l'ovaire*, in *Beiträge z. geb. u Gynæk.*, 1872.

Ziembichi. — *Essai sur les tumeurs solides de l'ovaire*. Th. Paris, 1875.

TABLE DES MATIÈRES

LEMALE ET Cie, IMPRIMEURS AU HAVRE